すぐ調 器

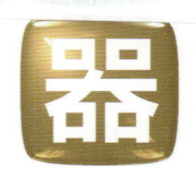

編集
髙橋寿由樹
東京都済生会中央病院循環器科 医長

シリーズ協力
秋根良英
きたなら駅上ほっとクリニック 院長

医学書院

> **謹告** 編集者並びに出版社として，本書に記載されている情報が最新かつ正確であるように最善の努力をしております．したがって，薬剤の情報などは，時に変更されることがあります．したがって，実際に使用される際には，読者御自身で十分に注意を払われることを要望いたします．
>
> 医学書院

《すぐ調》循環器

発　行	2012年5月1日　第1版第1刷©
	2019年12月1日　第1版第4刷
編　者	髙橋寿由樹(たかはしとしゆき)
発行者	株式会社　医学書院
	代表取締役　金原　俊
	〒113-8719　東京都文京区本郷 1-28-23
	電話　03-3817-5600(社内案内)
印刷・製本	アイワード

本書の複製権・翻訳権・上映権・譲渡権・貸与権・公衆送信権(送信可能化権を含む)は株式会社医学書院が保有します．

ISBN978-4-260-01452-6

本書を無断で複製する行為(複写，スキャン，デジタルデータ化など)は，「私的使用のための複製」など著作権法上の限られた例外を除き禁じられています．大学，病院，診療所，企業などにおいて，業務上使用する目的(診療，研究活動を含む)で上記の行為を行うことは，その使用範囲が内部的であっても，私的使用には該当せず，違法です．また私的使用に該当する場合であっても，代行業者等の第三者に依頼して上記の行為を行うことは違法となります．

JCOPY〈出版者著作権管理機構　委託出版物〉
本書の無断複製は著作権法上での例外を除き禁じられています．
複製される場合は，そのつど事前に，出版者著作権管理機構
(電話 03-5244-5088, FAX 03-5244-5089, info@jcopy.or.jp)の許諾を得てください．

読者のみなさんへ

　臨床現場では、看護師さんはいつも忙しそうです。教科書をじっくり読む暇もないという方も多いでしょう。このような状況でも、病状の十分な理解と安全な医療行為が求められるのですから大変です。
　本書は、循環器領域の診療で必要な知識のなかでも、特に重要な項目をコンパクトにまとめました。病期や治療効果を客観的にみるための指標や、循環器領域で使用されることの多い薬剤・略語など、その場で役立つ実践的な内容を多く取り込みました。メモ欄も設けてありますので、現場で得た知識を書き込み、オリジナルのノートとしても活用していただけると思います。
　本書が日常の看護業務に少しでもお役に立てれば幸いです。

2012 年 3 月

編者　髙橋寿由樹

謝辞
本書作成にあたりご尽力くださった医学書院の山内　梢氏に深謝いたします。

もくじ

解剖

主な動脈の位置と名称 ... 2
主な静脈の位置と名称 ... 3
心臓の外観 ... 4
心臓の内腔と血液の流れ ... 6
刺激伝導系 ... 7
心臓内の4つの弁 ... 8

検査・治療

主な検査項目 ... 10
主な臨床検査基準値 ... 13
血圧・脂質・血糖の評価 ... 19
急性心筋梗塞における心筋逸脱酵素の時間経過 ... 20
肺動脈カテーテル ... 21
心電図 ... 22
除細動パドルの装着位置 ... 24
ペーシングコードと ICHD コード ... 24
NYHA の心機能分類 ... 26
狭心症 ... 27
不安定狭心症 ... 28
急性心筋梗塞 ... 29
冠動脈疾患 ... 30
僧帽弁狭窄症（MS） ... 35
僧帽弁閉鎖不全症（MR） ... 36
大動脈弁閉鎖不全症（AR） ... 36
閉塞性動脈硬化症（ASO） ... 37
心筋症 ... 38
心房中隔欠損症（ASD） ... 39
心室中隔欠損症（VSD） ... 40

CONTENTS

解離性大動脈瘤	41
心タンポナーデ	43
急性心膜炎	43
注意したい薬物の血中濃度	44
検査・手術で一時的に服用中止を考慮すべき経口薬	45
注意したい薬と食べ物・飲み物の組み合わせ	46
Japan Coma Scale（JCS）	48
Glasgow Coma Scale（GCS）	49
成人の一次救命処置（BLS）	50
成人の二次救命処置（ALS）	51
心臓機能障害身体障害者障害程度等級表	52

主な薬剤

強心薬	54
抗狭心症薬	56
β遮断薬	58
Ca拮抗薬	62
抗不整脈薬	66
利尿薬	70
降圧薬	73
血液凝固関係製剤	80
脂質異常症治療薬	84
糖尿病治療薬	89

略語

97

薬剤索引

119

表紙デザイン●岡部タカノブ　本文デザイン●natsuko　イラスト●柳生奈緒

薬剤撮影協力●みよの台薬局，ニューロン薬局

解 剖

主な動脈の位置と名称

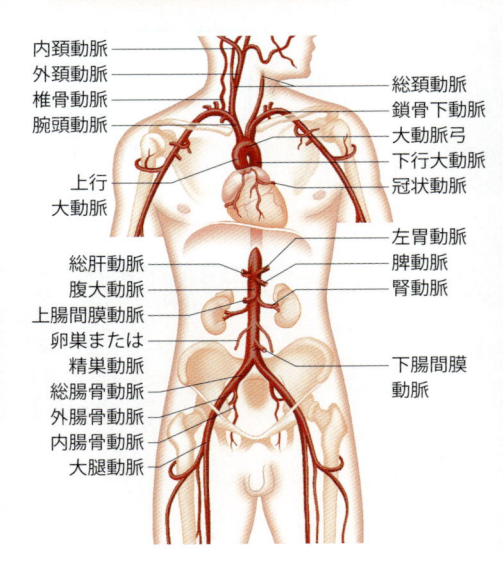

- 内頚動脈
- 外頚動脈
- 椎骨動脈
- 腕頭動脈
- 上行大動脈
- 総頚動脈
- 鎖骨下動脈
- 大動脈弓
- 下行大動脈
- 冠状動脈
- 左胃動脈
- 総肝動脈
- 脾動脈
- 腹大動脈
- 腎動脈
- 上腸間膜動脈
- 卵巣または精巣動脈
- 下腸間膜動脈
- 総腸骨動脈
- 外腸骨動脈
- 内腸骨動脈
- 大腿動脈

主な静脈の位置と名称

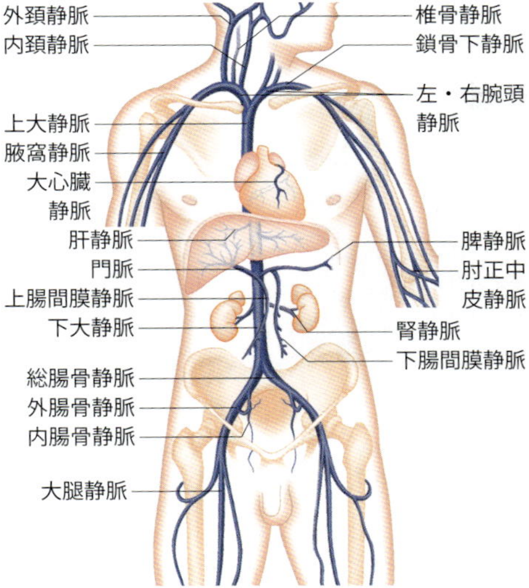

- 外頚静脈
- 内頚静脈
- 椎骨静脈
- 鎖骨下静脈
- 左・右腕頭静脈
- 上大静脈
- 腋窩静脈
- 大心臓静脈
- 肝静脈
- 門脈
- 上腸間膜静脈
- 下大静脈
- 脾静脈
- 肘正中皮静脈
- 腎静脈
- 下腸間膜静脈
- 総腸骨静脈
- 外腸骨静脈
- 内腸骨静脈
- 大腿静脈

解剖

3

心臓の外観

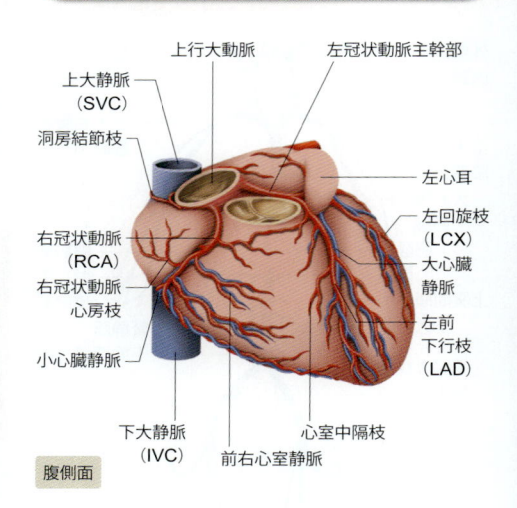

図: 心臓の腹側面

- 上行大動脈
- 左冠状動脈主幹部
- 上大静脈（SVC）
- 左心耳
- 洞房結節枝
- 左回旋枝（LCX）
- 右冠状動脈（RCA）
- 大心臓静脈
- 右冠状動脈心房枝
- 左前下行枝（LAD）
- 小心臓静脈
- 下大静脈（IVC）
- 心室中隔枝
- 前右心室静脈

腹側面

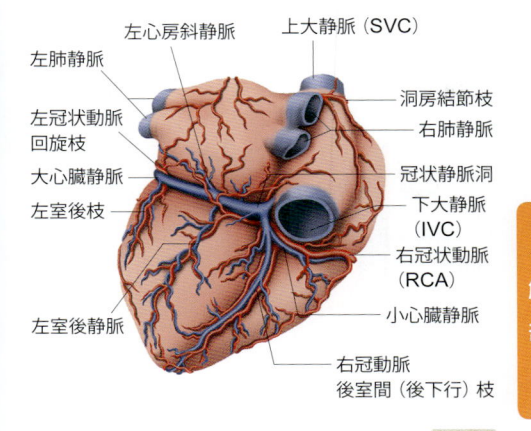

背側面

解剖

心臓の内腔と血液の流れ

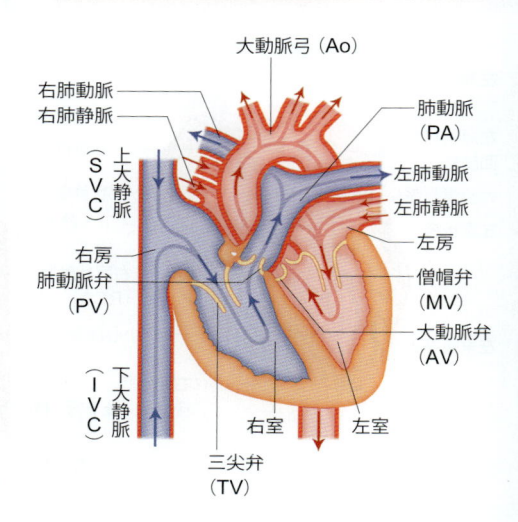

- 大動脈弓（Ao）
- 右肺動脈
- 右肺静脈
- 上大静脈（SVC）
- 右房
- 肺動脈弁（PV）
- 下大静脈（IVC）
- 三尖弁（TV）
- 右室
- 肺動脈（PA）
- 左肺動脈
- 左肺静脈
- 左房
- 僧帽弁（MV）
- 大動脈弁（AV）
- 左室

刺激伝導系

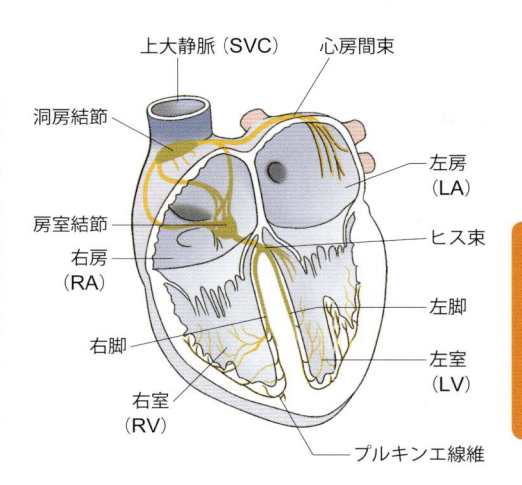

- 上大静脈（SVC）
- 心房間束
- 洞房結節
- 左房（LA）
- 房室結節
- ヒス束
- 右房（RA）
- 左脚
- 右脚
- 左室（LV）
- 右室（RV）
- プルキンエ線維

解剖

心臓内の4つの弁

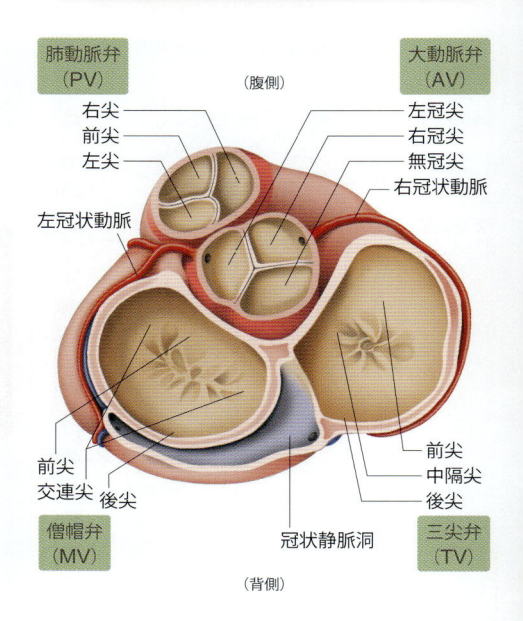

肺動脈弁 (PV)
- 右尖
- 前尖
- 左尖

大動脈弁 (AV)
- 左冠尖
- 右冠尖
- 無冠尖
- 右冠状動脈

左冠状動脈

(腹側)

僧帽弁 (MV)
- 前尖
- 交連尖
- 後尖

三尖弁 (TV)
- 前尖
- 中隔尖
- 後尖

冠状静脈洞

(背側)

検査・治療

主な検査項目

心電図（標準12誘導）	心筋に流れる電流の変化を、体表面の電極から波形として記録することで、不整脈や心筋の肥大や傷害などがないかを調べる
運動負荷心電図	階段昇降（マスター法）、固定した自転車をこぐ（エルゴメーター）、ベルトの上を歩く（トレッドミル）など、一定の運動が加わった状態での心電図の変化をみる検査。労作性狭心症や運動誘発性不整脈の診断・治療効果判定、運動耐容能の評価などに有用
ホルター心電図	心電図を日常生活下で24時間連続記録することにより、心拍数の変化、不整脈や狭心症の発作の出現を調べる。患者に検査中の行動や自覚症状を記録してもらう
ABPM（24時間血圧測定）	24時間の血圧測定を行い、1日の血圧動態を把握する
経胸壁心臓超音波（心エコー）検査	超音波を送受信する探触子（プローブ）を胸にあて、心臓の筋肉の動きや厚さ、内腔の大きさ、弁の機能などを調べる
経食道心臓超音波（心エコー）検査	内視鏡のようなプローブを飲み込み、食道から心臓を詳しく観察する。弁膜症、感染性心内膜炎の精査、脳梗塞の塞栓源や左房内血栓の検索などに有用

PWV （血管脈波検査）	動脈の血流波形、到達時間から血管の硬さ、いわゆる血管年齢を推定する
ABI （四肢血圧測定）	両腕、両足の血圧を測定することにより、四肢血管の血流状態、動脈硬化の程度を評価する
心筋 シンチグラフィ	放射性物質（RI）を注射し、心筋の働きや血流の度合い、障害部位をみる。主に狭心症や心筋梗塞などの心筋虚血の診断に用いる。妊娠の可能性のある場合には、注意が必要
CT	ダイナミックCTは、肺血栓塞栓症や急性大動脈解離などの診断に有用で、血栓による閉塞や動脈解離、動脈瘤、狭窄の有無を調べる。冠動脈（コロナリー）CTでは、心電図同期下で冠動脈を造影し、冠動脈に粥腫（プラーク）、狭窄病変がないかを調べる。石灰化が強い場合には、血管内腔の正確な評価は困難。造影剤を用いるため、腎機能や糖尿病内服薬（ビグアナイド系）を事前にチェックする
心臓MR	心筋の壁の厚みや動き、心室容積、心腔内の腫瘤や血栓、弁の性状をみる。ペースメーカー、ICD植込み患者には禁忌
冠動脈造影検査 （CAG）	足の付け根（大腿動脈）や腕（橈骨動脈、上腕動脈）より冠動脈入口部までカテーテルを挿入し、冠動脈を造影する。検査後は造影剤を排出しやすくするため水分摂取を促し、尿量をチェックする

検査・治療

左室造影検査 （LVG）	冠動脈造影検査とともに行われ、左心室の動き、大きさ、駆出率（EF）、僧帽弁逆流の程度を評価する。
右心カテーテル検査	スワンガンツカテーテルを用いて、血行動態（血管や心腔内の圧、および心拍出量）を測定する。シャント疾患の診断目的で血液サンプリングを行う場合もある
心筋生検 （バイオプシー）	カテーテルを介して、X線透視下で鉗子を進め、心筋組織を採取する。心筋炎や心筋症の原因を診断するために行う
血管内超音波検査 （IVUS）	超音波カテーテルを冠動脈内に挿入し、血管の様子を観察する。冠動脈インターベンション治療（PCI）の際、デバイス選択、治療効果の判定などに役立つ
心臓電気生理学的検査（EPS）	心腔内に電極カテーテルを挿入し、不整脈の種類や機序を調べる
心嚢穿刺	心膜中の心嚢液を採取し、その発生原因を調べる。心タンポナーデの際には緊急にドレナージが必要
心肺運動負荷試験 （CPX）	安静時と運動実施時の呼吸ガス交換の状態を調べる。心臓だけでなく、肺や運動に使われる筋肉の状態などを総合的に見て運動耐容能を評価する。心不全における心機能の指標（最大酸素消費量）や、治療効果判定、運動耐容能測定および運動療法やリハビリテーションの際の運動処方作成などに利用される

主な臨床検査基準値

(基準値:慶應義塾大学病院臨床検査の手引き 2014 年版より引用改変)

■ 血液学検査

	基準値	検査でわかること・ポイント
CBC 末梢血検査		
WBC ($/\mu L$) 白血球数	3500〜8500	●感染症や炎症性疾患の合併の有無の評価
RBC ($/\mu L$) 赤血球数	M:430万〜570万 F:370万〜490万	●貧血の有無や赤血球増加症の診断 ● Hb や Ht の急速な低下は、出血や溶血の可能性
Hb (g/dL) ヘモグロビン	M:13.5〜17.0 F:11.5〜15.0	
Ht (%) ヘマトクリット	M:40.0〜50.0 F:35.0〜45.0	
Plt ($/\mu L$) 血小板数	15万〜35万	●出血傾向を調べる
凝固検査		
FDP ($\mu g/mL$) フィブリンまたはフィブリノゲン分解産物	5.0以下	●血栓の有無の診断(線溶亢進の検出) ●感染症の初期、手術後、心筋梗塞では増加
PT (%) プロトロンビン時間	70〜140 (PT-INR: 0.80〜1.20)	●凝固異常の把握やワルファリン投与時のモニター ⇒ワルファリン投与時には、PT-INR(国際標準比)が 2.0〜3.0(70歳以上では 1.6〜2.6)に延長するようにコントロールすることが推奨されている

検査・治療

	基準値	検査でわかること・ポイント
APTT（秒） 活性化部分トロン ボプラスチン時間	23.0～36.0	●内因系凝固異常の把握やヘパリン投与時のモニター ●ワルファリン投与時には高値
感染・炎症マーカー		
ESR（mm/時間） 赤血球沈降速度	M：10まで F：15まで	●炎症の有無とその程度の評価 ●感染症の初期、手術後、心筋梗塞では軽度亢進

Memo

■ 生化学検査

	基準値	検査でわかること・ポイント
蛋白・膠質反応		
TP (g/dL) 総蛋白	6.7〜8.2	●栄養状態、肝・腎機能などの評価
ALB (g/dL) アルブミン	3.9〜5.2	
生体色素検査		
T-Bil (mg/dL) 総ビリルビン	0.4〜1.3	●黄疸の有無の確認
D-Bil (mg/dL) 直接ビリルビン	0.2以下	●肝細胞障害、胆汁排泄障害の診断
含窒素成分検査		
BUN* (mg/dL) 血中尿素窒素	8〜20	●腎機能の評価 ●BUN、Crが高値の場合、腎不全の可能性あり
Cr* (mg/dL) クレアチニン	M：0.7〜1.1 F：0.4〜0.8	
UA* (mg/dL) 尿酸	3.0〜7.0	●痛風、高尿酸血症の診断
電解質検査		
Na* (mEq/L) ナトリウム	136〜145	●体液の浸透圧をみる ●うっ血性心不全では低下 ⇒異常値を示すときは、心電図所見にも注意
K* (mEq/L) カリウム	3.6〜4.8	●電解質の評価、腎臓・神経・筋肉の機能評価 ⇒低K血症では、不整脈に注意

	基準値	検査でわかること・ポイント
Cl* (mEq/L) クロール	99〜107	●酸塩基平衡の評価 ●代謝性アシドーシス、呼吸性アルカローシスでは高値 ●代謝性アルカローシス、呼吸性アシドーシスでは高値
Ca* (mg/dL) カルシウム	8.5〜10.2	●Caの吸収や調節ホルモンの評価 ⇒異常値を示すときは、心電図所見にも注意
IP* (mg/dL) 無機リン	2.8〜4.6	●腎・副甲状腺機能評価 ●高度腎不全で高値
Mg* (mEq/L) マグネシウム	1.8〜2.4	●電解質の評価 ●高値で低血圧、徐脈に ●低値で不整脈、頻脈、心室頻拍、ジギタリス中毒、高血圧に
微量金属検査		
Fe* (μg/dL) 鉄	M：60〜199 F：41〜189	●鉄欠乏性貧血の有無の確認
脂質検査		
TC (mg/dL) 総コレステロール	135〜240	●コレステロール値の評価 ●ステロイド剤、β遮断薬などで高値を示すことがある
HDL-C (mg/dL) HDL-コレステロール	40〜100	●善玉コレステロール ●低値は動脈硬化の危険因子に

＊は血清値

	基準値	検査でわかること・ポイント
LDL-C (mg/dL) LDL-コレステロール	60～140	●悪玉コレステロール ●高値は動脈硬化の危険因子に
TG (mg/dL) 中性脂肪	30～150	●リポ蛋白の評価
酵素活性検査		
LDH (IU/L, 37℃) 乳酸脱水素酵素	120～220	●肝・胆道系の機能評価 ●LDH高値：心不全、心筋症 ●高度増加：心筋梗塞、末梢循環不全 ⇒循環動態の観察、水分出納の確認
AST (GOT) **(IU/L、37℃)**	10～35	
ALT (GPT) **(IU/L、37℃)**	5～40	
ALP (IU/L, 37℃) アルカリホスファターゼ	100～320	●肝・胆道系の機能評価
γ-GTP (IU/L, 37℃) γ-グルタミルトランスフェラーゼ	M：10～90 F：5～40	●肝・胆道系の機能評価
AMY (IU/L, 37℃) アミラーゼ	140～550	●膵炎、唾液腺疾患の診断
CPK (IU/L, 37℃) クレアチンホスホキナーゼ	M：60～250 F：50～170	●心臓を含む筋疾患の診断・経過観察 ●心筋炎、末梢循環不全、急性心筋梗塞で高値
炎症マーカー		
CRP (mg/dL) C-反応性蛋白	0.3未満	●炎症や組織破壊病変の有無やその評価 ●高値の場合は、細菌感染症や心不全などの可能性あり

検査・治療

	基準値	検査でわかること・ポイント
糖質検査		
HbA1c（%） ヘモグロビン A1c	4.6〜6.2	●血糖コントロールの評価 ●妊婦・透析患者では異常値を示すこともある
内分泌学的検査（心臓関連検査）		
BNP（pg/mL） 脳性ナトリウム利尿ペプチド	0〜18.4	●心不全の程度の評価 ●急激な心負荷時に上昇、回復期には低下

■ 血液ガス

	基準値
PaO₂（torr） 酸素分圧	83〜108
PaCO₂（torr） 二酸化炭素分圧	M：35〜48 F：32〜45
pH	7.35〜7.45
SaO₂（%） 酸素飽和度	95.0〜99.0
HCO₃⁻（mEq/L） 重炭酸イオン	23〜31

血圧・脂質・血糖の評価

成人高血圧の分類

	収縮期血圧 （mmHg）		拡張期血圧 （mmHg）
至適血圧	120 未満	かつ	80 未満
正常	120 〜 129	かつ／または	80 〜 84
正常高値	130 〜 139	かつ／または	85 〜 89
Ⅰ度高血圧	140 〜 159	かつ／または	90 〜 99
Ⅱ度高血圧	160 〜 179	かつ／または	100 〜 109
Ⅲ度高血圧	180 以上	かつ／または	110 以上
収縮期高血圧	140 以上	かつ	90 未満

（日本高血圧学会・編：高血圧治療ガイドライン 2014 より）

脂質異常症の分類

	基準値（空腹時採血）
高LDLコレステロール血症	LDLコレステロール（LDL-C）≧ 140 mg/dL
低HDLコレステロール血症	HDLコレステロール（HDL-C）< 40 mg/dL
高トリグリセライド血症	トリグリセリド（TG）≧ 150 mg/dL

（日本動脈硬化学会・編：動脈硬化性疾患予防のための脂質異常症治療ガイド 2008 年版より）

■ 成人の血糖コントロール目標値 (妊娠例は除く)

HbA1c (%)		
血糖正常化を目指す場合	6.0 未満	適切な食事療法や運動療法だけで達成可能な場合、または薬物療法中でも低血糖などの副作用なく達成可能な場合の目標とする
合併症予防のため	7.0 未満	合併症予防の観点から、HbA1cの目標値を7%未満とする。対応する血糖値としては、空腹時血糖値 130 mg/dL 未満、食後2時間血糖値 180 mg/dL 未満をおおよその目安とする
治療強化が困難な場合	8.0 未満	低血糖などの副作用、その他の理由で治療の強化が難しい場合の目標とする

＊治療目標は年齢、罹患期間、臓器障害、低血糖の危険性、サポート体制などを考慮して個別に設定する。
(日本糖尿病学会編・著:糖尿病治療ガイド 2014-2015. 2014, 文光堂, p.25 より引用改変)

▶ 急性心筋梗塞における心筋逸脱酵素の時間経過

	Onset 発症から上昇し始めるまでの時間	Peak 発症から最大値(ピーク)までの時間	Duration 上昇が持続する時間
トロポニン	3〜12時間	18〜24時間	10〜14日
CK-total or MB	3〜12時間	18〜24時間	36〜48時間
ミオグロビン	1〜4時間	6〜7時間	24時間
LDH	6〜12時間	24〜48時間	6〜8日

肺動脈カテーテル

カテーテルの先端部位と血圧波形

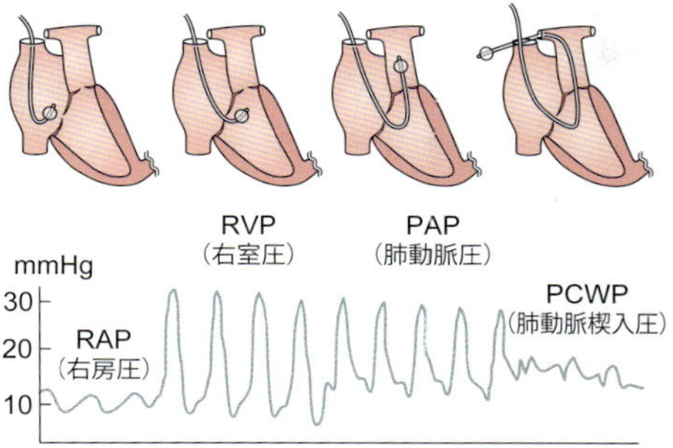

RAP（右房圧）
RVP（右室圧）
PAP（肺動脈圧）
PCWP（肺動脈楔入圧）

	正常値
RAP（右房圧）	8 mmHg 以下
PAP（肺動脈圧）	15〜30 ／ 4〜12 mmHg
PCWP（肺動脈楔入圧）	12 mmHg 以下
CO（心拍出量）	4〜8 L/min
CI（心係数）	2.6〜4.2 L/min/m² （CO ÷ 体表面積）

心電図

緊急度の高い不整脈

		対応
心室細動 (**VF**)	全体的に不規則な波形	除細動を含む心肺蘇生 (CPR) をすぐに開始する
心室頻拍 (**VT**)	P波がなく、幅広いQRS波がほぼ規則的に出現	血圧低下時には、直流電流 (DC) による洞調律復帰 (カルジオバージョン) をはかる
洞不全（洞停止）	P波、QRS波がしばらく出てこない	経皮ペーシング、ペースメーカーの挿入を考慮する
III度（完全）房室ブロック	P波のあと、QRSが続かない	
多形性心室頻拍	波の高さが一定しない	硫酸マグネシウムの静注が有効。QT延長の原因（薬剤、徐脈、電解質異常、虚血など）を是正する

すぐ調 ● 循環器

		対応
頻脈性心房細動	P波がない。QRS波の間隔が不規則	心拍数調節をはかる。必要に応じて、除細動を試みる
上室性頻拍	幅の狭いQRS波の間隔がとても短く、規則正しい	ATP、ベラパミルなどの投与が停止に有効
心室性期外収縮（**PVC**）	QRSが幅広	特に連発性、R on Tでは、心室頻拍・細動の発生に注意

■ 憶えておきたい心筋梗塞の心電図波形

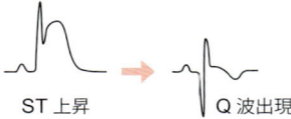

ST上昇 → Q波出現

前壁梗塞―左前下行枝（LAD）閉塞	V_1～V_4、(V_5、V_6)でST上昇。対角枝分岐前の近位部閉塞の場合、I、aV_Lでも上昇
下壁梗塞―右冠動脈（RCA）閉塞	II、III、aV_FでST上昇。近位部閉塞で右室梗塞合併例では、(V_1)、V_{3R}、V_{4R}でも上昇

検査・治療

▶ 除細動パドルの装着位置

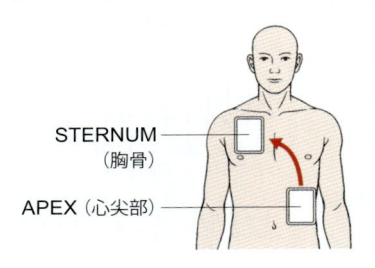

- STERNUM（胸骨）
- APEX（心尖部）

▶ ペーシングコードとICHDコード

ICHDコード		
1文字目 刺激部位	**2文字目** 感知部位	**3文字目** 応答様式
A：心房 V：心室 D：上記両方	A：心房 V：心室 D：上記両方 O：デマンド機能なし（固定型）	I：抑制 T：同期 D：上記両方 O：デマンド機能なし（固定型）

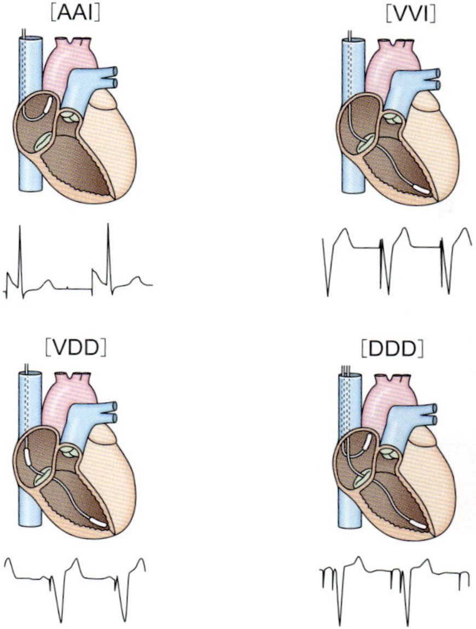

[AAI] [VVI]

[VDD] [DDD]

検査・治療

■ ペースメーカーの異常

	特徴
ペーシング不全	ペーシングするが、心筋が興奮しない
アンダーセンシング	自己のP波やQRS波が出現しているが、それを感知しない
オーバーセンシング	T波など、本来の興奮ではないものを感知する

NYHAの心機能分類

Class I	心疾患があるが、身体活動には特に制約がない。日常の身体活動では、疲労、動悸、呼吸困難、狭心痛を生じない
Class II	心疾患があり、身体活動が軽度に制約されるものの、安静または通常の身体活動では楽に生活できる。通常の身体活動よりも強い活動（例えば、階段上昇、坂道歩行など）で、疲労、動悸、呼吸困難、狭心痛を生じる
Class III	心疾患があり、身体活動が著しく制約されるものの、安静時では楽に生活できる。通常の身体活動で、疲労、動悸、呼吸困難、狭心痛を生じる
Class IV	心疾患があり、いかなる程度の身体労作の際にも苦痛を伴う。心不全症状、または、狭心症症候群が安静時においてもみられることがある。どのような身体的活動でも苦痛が増強する

狭心症

狭心症の重症度分類—CCS分類

Class I	日常の身体活動、例えば通常の歩行や階段上昇では狭心発作を起こさない。仕事にしろ、レクリエーションにしろ、活動が激しいか、急か、または長引いた時には狭心発作を生じる
Class II	日常の身体活動はわずかながら制限される。急ぎ足の歩行または階段上昇、坂道の登り、あるいは食後や寒冷、強風下、精神緊張下、または起床後2時間以内の歩行または階段上昇により発作が起こる。または2ブロック(200 m)を超える平地歩行あるいは1階分を超える階段上昇によっても狭心発作を生じる
Class III	日常活動は著しく制限される。普通の速さ、状態での1〜2ブロック(100〜200 m)の平地歩行や1階分の階段上昇により狭心発作を起こす
Class IV	いかなる動作も症状なしにはできない。安静時にも狭心症状をみることがある

狭心症の誘因と経過による分類

誘因	労作性狭心症	●日常動作中またはその直後に生じる ●心電図でST降下
	安静狭心症	●安静時に生じる ●心電図でST上昇
経過	安定狭心症	症状発現から1か月以上経過し、症状の出現の閾値がほぼ一定
	不安定狭心症 (⇒ p.28)	●狭心症が新たに発症、増悪、もしくは安静時でも生じる ●急性心筋梗塞に移行しやすい

検査・治療

27

不安定狭心症

■ 不安定狭心症の分類―ブラウンワード（Braunwald）の重症度分類

●重症度

Class I	最近2カ月以内の新規発症重症、または増悪型狭心症 1日に3回以上発作が頻発するか、軽労作でも発作が起こる増悪型労作狭心症（安静狭心症は認めない）
Class II	亜急性安静狭心症 最近1カ月以内に1回以上の安静狭心症（48時間以内に発作はなし）
Class III	急性安静狭心症 48時間以内に1回以上の安静時発作

●臨床状況

Class A	二次性不安定狭心症（貧血、発熱、低血圧、頻脈などの心外因子により出現）
Class B	一次性不安定狭心症（Class Aに示すような心外因子のないもの）
Class C	梗塞後不安定狭心症（心筋梗塞発症後2週間以内の不安定狭心症）

＊上記2つを併せて、IA、IICなどと記載する

(Braunwald E：Unstable again Aclassification. Circulation 80: 410-414、1989)

急性心筋梗塞

急性心筋梗塞に伴う左心不全の重症度分類 —キリップ（Killip）の分類

	臨床所見
Class I	心不全の徴候なし
Class II	軽〜中等症の心不全（肺ラ音聴取域＜全肺野の50%）、またはIII音聴取
Class III	肺水腫（肺ラ音聴取域≧全肺野の50%）
Class IV	心原性ショック（血圧≦90 mmHg、尿量減少、四肢冷感、チアノーゼ、意識障害）

フォレスター（Forrester）分類と治療方針

	肺うっ血なし	肺うっ血あり	
高 心係数 2.2 (L/min/m²)	I群 治療：一般療法	II群 治療：利尿薬 血管拡張薬	心拍出量 正常
低	III群 治療：輸液 強心薬	IV群 治療：利尿薬 血管拡張薬 強心薬 補助循環	心拍出量 低下

←肺動脈楔入圧　18 mmHg →

検査・治療

冠動脈疾患

冠状動脈の AHA 分類

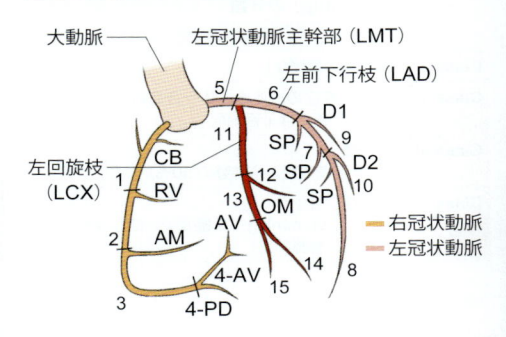

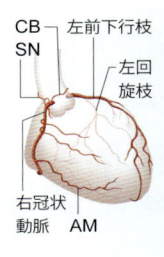

AHA 分岐点	範囲
1	RCA 起始部〜RV
2	RV 〜 AM
3	AM 〜 4-AV、4-PD
4	4-AV、4-PD
6	LAD 起始部〜第 1SP
7	第 1SP 〜 D2
8	D2 以降
11	LCX 起始部〜 OM
13	OM から PL、PD

すぐ調 ● 循環器

名称	略称	AHA区画
右冠状動脈	**RCA**	**1〜4**
円錐枝動脈	CB	
洞結節動脈	SN	
右室枝	RV	
鋭縁枝	AM	
房室結節動脈	AV	
4区画房室枝	4-AV	
4区画後下行枝	4-PD	
左冠状動脈	**LCA**	
左冠状動脈主幹部	LMT	5
左前下行枝	LAD	6〜8
第1対角枝	D1	9
第2対角枝	D2	10
中隔穿孔枝	SP	
左回旋枝	LCX	11、13
鈍縁枝	OM	12
後側壁枝	PL	14
後下行枝	PD	15

検査・治療

■ 動脈の評価

● 冠動脈の評価—TIMI 分類

grade 0	順行性の灌流を認めない
grade 1	閉塞部位を越えて造影されるが、末梢の冠動脈は造影されない
grade 2	閉塞部位を越えて末梢が造影されるが、他の冠動脈に比べて造影が著しく遅延する
grade 3	順行性に造影され、他の動脈に比べて遅延しない

● 側副血行の評価—Rentrop 分類

grade 0	側副血行がない
grade 1	心外膜を走る部分の冠動脈は造影されないが、分枝が造影される
grade 2	心外膜を走る部分の冠動脈が部分的に造影される
grade 3	心外膜を走る部分の冠動脈が完全に造影される

冠動脈バイパス手術

● バイパス術に使用する血管

左内胸動脈 （**LITA**） 右内胸動脈 （**RITA**）	鎖骨下動脈から分岐し、胸板の内側を走行する血管
胃大網動脈 （**GEA**）	胃を包む大網とよばれる膜を栄養する血管
橈骨動脈 （**RA**）	前腕を走行する2本の動脈のうちの1つで、親指側を走行する血管
大伏在静脈 （**SV**）	大腿から足首までの内側を走行する静脈

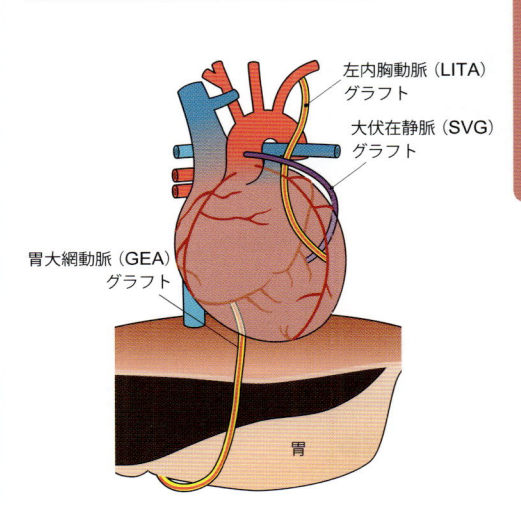

検査・治療

左内胸動脈（LITA）グラフト
大伏在静脈（SVG）グラフト
胃大網動脈（GEA）グラフト
胃

33

経皮的冠動脈インターベンション（PCI）の種類

POBA （バルーン拡張術）	狭窄した部分をカテーテルの先端についた風船（バルーン）で押し広げる
ステント留置術	狭窄した血管を網目状の小さな金属（ステント）を用いて押し広げる
BMS （金属ステント）	薬物を塗っていない金属が剥き出しになったステント
DES （薬剤溶出性ステント）	金属ステントの表面に、再狭窄を予防する効果のある薬剤をコーティングしたステント
DCA （方向性冠動脈粥腫切除術）	先端に剪刀がついたカテーテルを挿入し、血管壁の一部分にだけ刃を当てて、特定の部分だけを削り取る手術
ロタブレーター	人工ダイヤモンド粒子で覆われたドリルにより、動脈硬化（石灰化）病変を粉砕する手術

PTCA（または POBA）

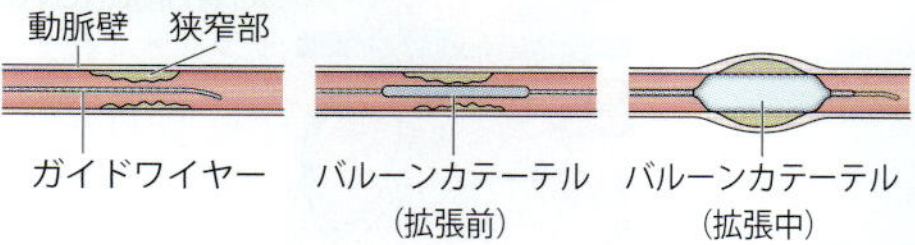

動脈壁　狭窄部

ガイドワイヤー　バルーンカテーテル（拡張前）　バルーンカテーテル（拡張中）

ステント留置術

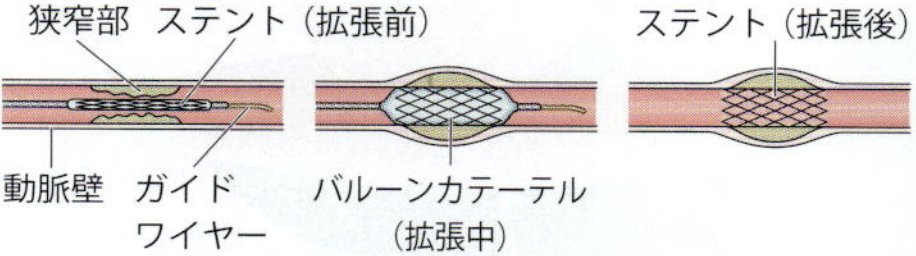

狭窄部　ステント（拡張前）　　　　ステント（拡張後）

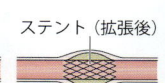

動脈壁　ガイドワイヤー　バルーンカテーテル（拡張中）

ロタブレーター

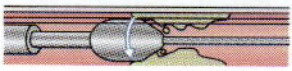

僧帽弁狭窄症（MS）

ウィルキンス（Wilkins）のエコースコア

	弁の可動性	弁下組織変化	弁の肥厚	石灰化輝度亢進
1点	わずかな制限	わずかな肥厚	ほぼ正常（4〜5mm）	わずか
2点	弁尖の可動性不良、弁中部、基部は正常	腱索の近位2/3まで肥厚	弁中央は正常、弁辺縁は肥厚（5〜8mm）	弁辺縁
3点	弁基部のみ可動性あり	腱索の遠位1/3まで肥厚	弁全体に肥厚（5〜8mm）	弁中央部まで
4点	ほとんど可動性なし	全腱索に肥厚、短縮、乳頭筋まで及ぶ	弁全体に強い肥厚、乳頭筋まで及ぶ	弁膜の大部分

上記4項目について1〜4点に分類し合計点を算出する。合計8点以下であればPTMC（経皮的僧帽弁交連切開術）のよい適応である。ただし、左房内血栓、MR3〜4度は除く。

検査・治療

Memo

僧帽弁閉塞不全症（MR）

セラーズ（Sellors）の重症度分類

I度	逆流ジェットのみが認められ、速やかに消失する
II度	逆流ジェットを認め、中等度に左房は造影されるが、速やかに消失する
III度	左房が左室と同程度の濃度で造影され、造影剤は徐々に消失する
IV度	左房が左室よりも濃く造影され、造影剤は長時間消失しない

大動脈弁閉鎖不全症（AR）

セラーズ（Sellors）の重症度分類

I度	逆流ジェットのみが認められる
II度	逆流ジェットのほかに、わずかに左心室が造影される
III度	左室全体が造影される
IV度	左室が大動脈よりも濃く造影される

閉塞性動脈硬化症 (ASO)

■ フォンテイン分類

I度	下肢の冷感や色調の変化
II度	間欠性跛行
III度	安静時疼痛
IV度	下肢の壊死や皮膚潰瘍

■ 主な症状と検査

好発部位	腹大動脈、腸骨動脈、大腿動脈
症　状	間歇的跛行、疼痛、脈拍の減弱・消失、動脈雑音、潰瘍、罹患側の皮膚温低下
検　査	下肢動脈の脈拍触知、足関節血圧比 (ABI)、血管エコー、造影CT、血管造影などによる血流評価

Memo

心筋症

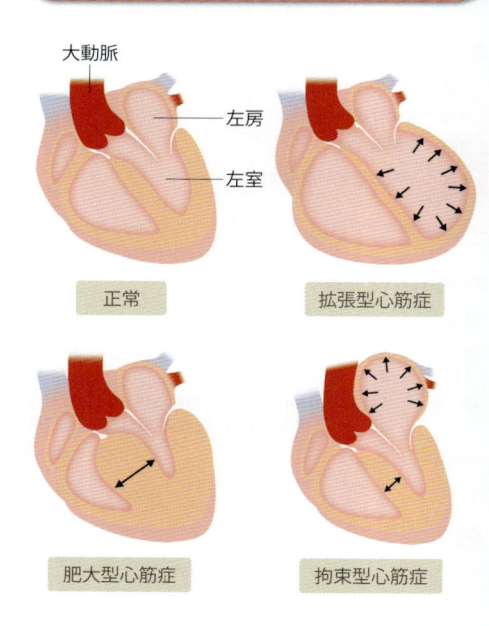

大動脈
左房
左室

正常

拡張型心筋症

肥大型心筋症

拘束型心筋症

心房中隔欠損症 (ASD)

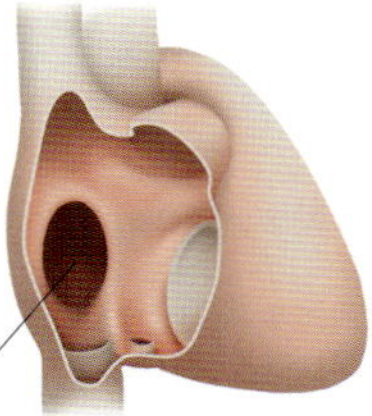

中心部（卵円孔）欠損

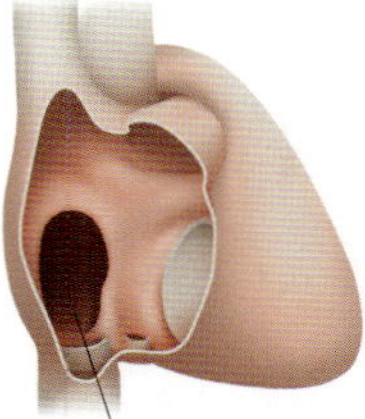

低位欠損

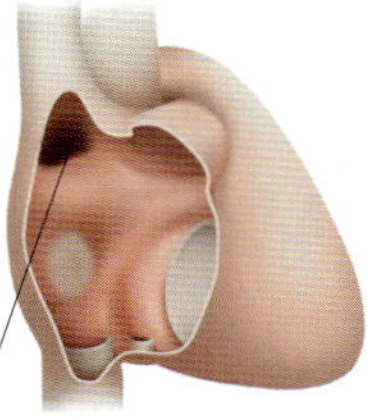

高位（静脈洞型）欠損

検査・治療

● **心音の特徴**
- II音：固定性分裂
- 胸骨左縁上部で収縮期雑音

心室中隔欠損症（VSD）

■ カークリンの分類

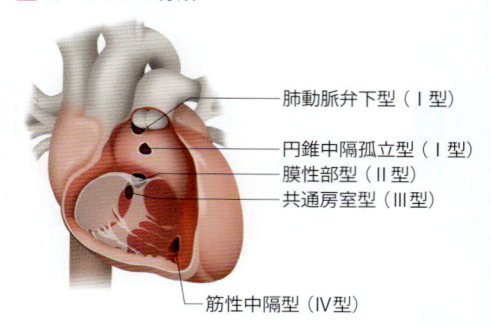

- 肺動脈弁下型（Ⅰ型）
- 円錐中隔孤立型（Ⅰ型）
- 膜性部型（Ⅱ型）
- 共通房室型（Ⅲ型）
- 筋性中隔型（Ⅳ型）

● 心音の特徴

- 胸骨左縁で全収縮期雑音
- 左右短絡量が多い場合は、心尖部にⅢ音、拡張中期ランブル
- 小児で大欠損の場合は、無雑音でⅡ音が亢進していることがある（肺高血圧合併例）

解離性大動脈瘤

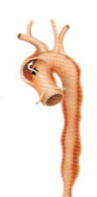

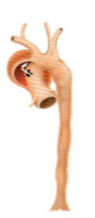

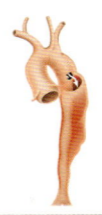

分類	DeBakey I	DeBakey II	DeBakey III
	Stanford A		Stanford B
	近位		遠位

●Stanford 分類

A	上行大動脈に解離が及ぶ
B	上行大動脈に解離が及んでいない

●DeBakey 分類

I	上行大動脈に入口部があり、腹部大動脈まで解離が及ぶ
II	上行大動脈のみ解離している
III a	下行大動脈に入口部があり、腹部大動脈に解離が及ばない状態。たとえ上行大動脈に解離があっても下行大動脈に入口部があれば、DeBakey III となる（逆行性大動脈解離）。この場合、Stanford 分類では A 型となる
III b	下行大動脈に入口部があり、腹部大動脈に解離が及ぶ

検査・治療

上行大動脈瘤置換術

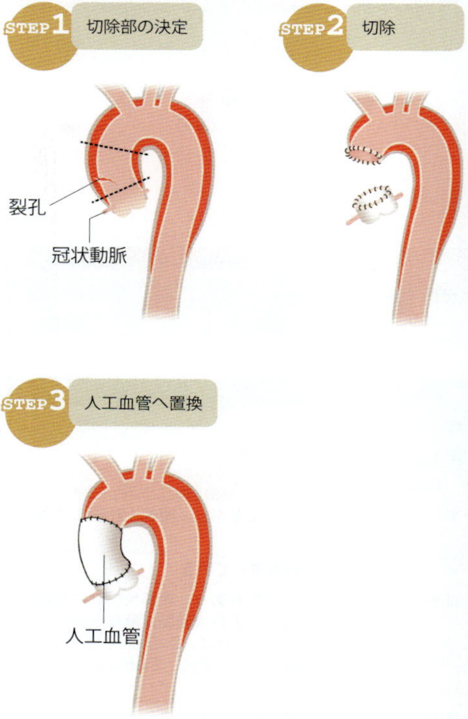

STEP 1 切除部の決定

裂孔
冠状動脈

STEP 2 切除

STEP 3 人工血管へ置換

人工血管

心タンポナーデ

原因と症状

	急性	慢性
原因	急性大動脈解離（Stanford A型）、胸部外傷、心筋炎、心膜炎、心筋梗塞など	悪性腫瘍、尿毒症、粘液水腫、膠原病など
症状	Beckの三徴候（静脈圧上昇、血圧低下、心音減弱）、頻脈、奇脈（吸気時に10mmHg以上の血圧低下）	食欲不振、体重減少、動悸、息切れ、胸部圧迫感など

急性心膜炎

急性心膜炎の特徴

胸痛	●吸気, 仰臥位で痛みが増強 ●前傾姿勢で軽減 ●しばしば僧帽筋へ放散
身体所見	●心膜摩擦音
心電図	●凹型にST上昇 ●PR低下
心エコー	●心嚢液貯留
血液検査	●白血球増加 ●赤沈亢進 ●CRPの上昇

検査・治療

注意したい薬物の血中濃度

● ワルファリンカリウム

適応	心房細動に伴う脳塞栓症予防、人工弁（機械弁）置換術後、深部静脈血栓症、肺血栓塞栓症など
半減期	約36時間（個人差あり）
備考	●PT-INR 2〜3（70歳以上では1.6〜2.6）でコントロールすることが推奨される ●食事、薬物による相互作用に注意する。納豆、クロレラ、青汁などビタミンKを多く含む食品、セイヨウオトギリソウはこの薬の作用を弱める

● ジゴキシン

適応	うっ血性心不全、頻脈性上室性不整脈（心房細動、心房粗動）のレートコントロール
半減期	36時間
有効血中濃度	0.8〜2.0 ng/mL
中毒症状	食欲不振、嘔気、徐脈など
備考	●低K血症では中毒症状が出現しやすいため、Kを補正する ●心不全に対しては、低用量の使用が安全である

▶ 検査・手術で一時的に服用中止を考慮すべき経口薬

■ 観血的処置（生検など）・術前に中止を考慮すべき経口薬

一般名	主な商品名
抗凝固剤	
ワルファリン	ワーファリン、ワルファリンカリウム、ワルファリンK
ダビガトラン	プラザキサ
リバーロキサバン	イグザレルト
アピキサバン	エリキュース
エドキサバン	リクシアナ
血小板凝集抑制剤	
アスピリン（合剤）	バイアスピリン、バファリン配合錠A81
チクロピジン	パナルジン
クロピドグレル	プラビックス
プラスグレル	エフィエント
シロスタゾール	プレタール、シロスレット
リマプロストアルファデクス	オパルモン、プロレナール
サルポグレラート	アンプラーグ
ベラプロストナトリウム	ベラサス
脂質異常症薬	
イコサペント酸エチル	エパデール、ソルミラン

■ 造影剤使用時に中止すべき経口薬

	主な商品名
ビグアナイド系糖尿病薬	グリコラン、メトホルミン塩酸塩

検査・治療

▶ 注意したい薬と食べ物・飲み物の組み合わせ

食べ物・飲み物		薬		影響
納豆、クロレラ、青汁、緑黄色野菜	×	ワルファリンカリウム	→	ビタミンKを多く含み、薬の効果を弱める
アボカド	×	ワルファリンカリウム	→	薬の吸収を低下させ、効果を弱めるおそれがある
グレープフルーツ・グレープフルーツジュース	×	カルシウム拮抗薬	→	薬の代謝が阻害され、薬の作用が増強するおそれがある
アルコール	×	ベンゾジアゼピン系睡眠薬	→	中枢神経抑制作用が増強する
アルコール	×	ニトログリセリン	→	血管拡張作用により、低血圧になりやすくなる
甘草	×	ジゴキシン	→	嘔吐、徐脈などのジギタリス中毒を起こすことがある

コーラ	× アスピリン →	薬の吸収を低下させ、効果を弱めるおそれがある
100%果汁ジュース（アルカリ度の高い飲み物）	× キニジン →	アルカリ度の強い食品と一緒に服用すると、薬の血中濃度が上昇し、心停止することがある
寒天、きくらげ、わかめなど（食物繊維の多い食品）	× ジゴキシン →	薬の吸収が低下し、効果を弱めるおそれがある

検査・治療

Japan Coma Scale (JCS)

I. 覚醒している (1桁の点数で表現)	
0	意識清明
1	見当識は保たれているが意識清明ではない
2	見当識障害がある
3	自分の名前・生年月日が言えない
II. 刺激に応じて、一時的に覚醒する (2桁の点数で表現)	
10	普通の呼びかけで開眼する
20	大声で呼びかけたり、強く揺するなどで開眼する
30	痛み刺激を加えつつ、呼びかけを続けると辛うじて開眼する
III. 刺激しても覚醒しない (3桁の点数で表現)	
100	痛みに対して払いのけるなどの動作をする
200	痛み刺激で手足を動かしたり、顔をしかめたりする
300	痛み刺激に対し全く反応しない

＊次の状態があれば付加する。R：不穏、I：失禁、A：自発性喪失
記載例）3A、20I

Glasgow Coma Scale (GCS)

E	**eys open** 開眼	自発的開眼	4
		呼びかけで開眼	3
		疼痛により開眼	2
		開眼なし	1
V	**best verbal response** 最良言語反応	見当識あり	5
		混乱した会話	4
		混乱した言葉	3
		理解不明の音声	2
		発語なし	1
M	**best motor response** 最良運動反応	命令に従う	6
		疼痛部へ向かう	5
		逃避あり	4
		異常な屈曲	3
		異常な伸展	2
		運動なし	1

E＋V＋M＝3〜15。E、V、Mの各項の評価点の総和をもって意識障害の重症度とする。最重症：3点、最軽症：15点、V、M項では繰り返し検査の最良反応とする。
記載例）E3、V2、M3　合計8点

検査・治療

成人の一次救命処置 (BLS)

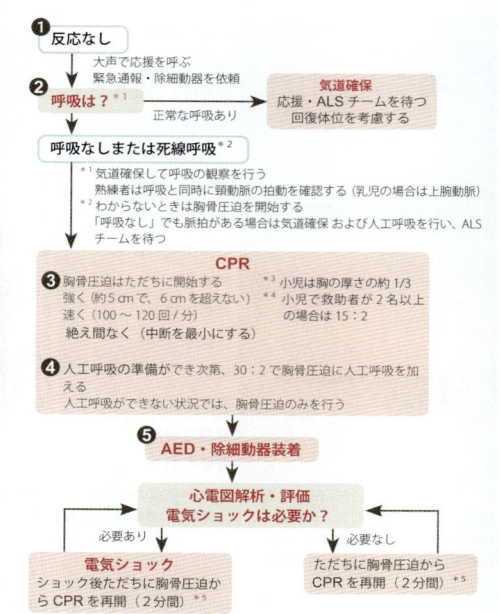

❶ 反応なし

大声で応援を呼ぶ
緊急通報・除細動器を依頼

❷ 呼吸は？[※1]

→ 正常な呼吸あり → 応援・ALS チームを待つ / 回復体位を考慮する

呼吸なしまたは死線呼吸[※2]

[※1] 気道確保して呼吸の観察を行う
熟練者は呼吸と同時に頸動脈の拍動を確認する（乳児の場合は上腕動脈）
[※2] わからないときは胸骨圧迫を開始する
「呼吸なし」でも脈拍がある場合は気道確保および人工呼吸を行い、ALS チームを待つ

CPR

❸ 胸骨圧迫はただちに開始する
強く（約5 cmで、6 cmを超えない）
速く（100〜120回/分）
絶え間なく（中断を最小にする）

[※3] 小児は胸の厚さの約 1/3
[※4] 小児で救助者が2名以上の場合は 15:2

❹ 人工呼吸の準備ができ次第、30:2で胸骨圧迫に人工呼吸を加える
人工呼吸ができない状況では、胸骨圧迫のみを行う

❺ AED・除細動器装着

心電図解析・評価
電気ショックは必要か？

- 必要あり → **電気ショック** ショック後ただちに胸骨圧迫からCPRを再開（2分間）[※5]
- 必要なし → ただちに胸骨圧迫からCPRを再開（2分間）[※5]

[※5] 強く、速く、絶え間なく胸骨圧迫を！

ALS チームに引き継ぐまで、または患者に正常な呼吸や目的のある仕草が認められるまで CPR を続ける

（日本蘇生協議会・監修：JRC 蘇生ガイドライン 2015. 医学書院, 2016, p49）

成人の二次救命処置 (ALS)

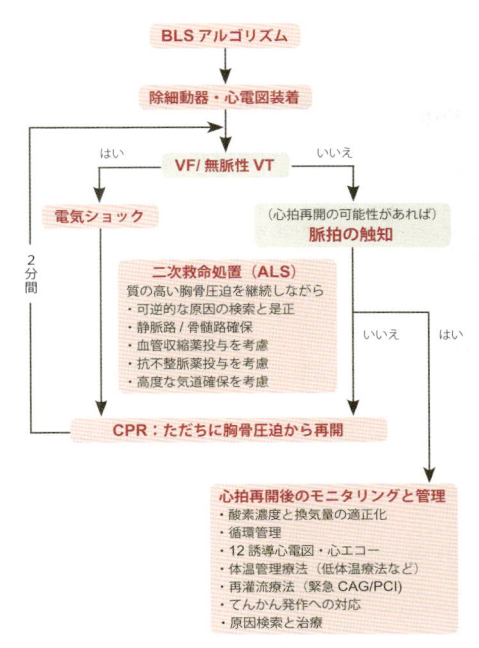

```
BLSアルゴリズム
      ↓
除細動器・心電図装着
      ↓
   VF/無脈性VT
  はい ←     → いいえ
  ↓              ↓
電気ショック   (心拍再開の可能性があれば)
              脈拍の触知
```

二次救命処置（ALS）
質の高い胸骨圧迫を継続しながら
- 可逆的な原因の検索と是正
- 静脈路/骨髄路確保
- 血管収縮薬投与を考慮
- 抗不整脈薬投与を考慮
- 高度な気道確保を考慮

2分間

CPR：ただちに胸骨圧迫から再開

いいえ / はい

心拍再開後のモニタリングと管理
- 酸素濃度と換気量の適正化
- 循環管理
- 12誘導心電図・心エコー
- 体温管理療法（低体温療法など）
- 再灌流療法（緊急CAG/PCI）
- てんかん発作への対応
- 原因検索と治療

(日本蘇生協議会・監修：JRC 蘇生ガイドライン 2015. 医学書院, 2016, p48)

検査・治療

心臓機能障害 身体障害者障害程度等級表

1級*	心臓の機能の障害により、自己の身辺の日常生活活動が極度に制限されるもの
3級	心臓の機能の障害により、家庭内での日常生活活動が著しく制限されるもの
4級	心臓の機能の障害により、社会での日常生活活動が著しく制限されるもの

＊日本循環器学会のガイドラインのクラスIに相当する状態に対して、ペースメーカーやICDを新規に植込んだ場合は1級相当。ただし、3年以内に運動強度に基づいた再認定を要する。
＊弁置換術後は、すべて1級相当。

Memo

主な薬剤

薬剤一覧のみかた

- 一般名
- 主要な商品と剤型

沈降炭酸カルシウム

カルタン 錠/OD錠/細粒

後発品 カルタレチン、沈降炭酸カルシウム

商品の1例　その他の商品

* 2019年9月現在の薬剤情報を元に作成しています。

強心薬

■ ジギタリス製剤

■ ジゴキシン ⇒ p.44

ジゴキシン　錠

ジゴシン　錠 / 散 / エリキシル / 注

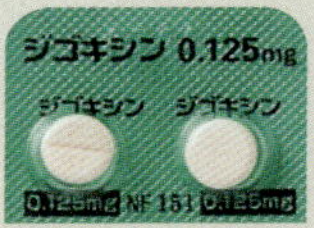

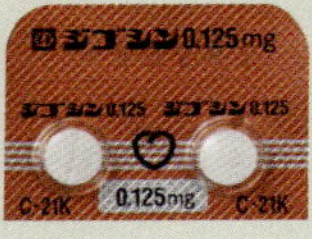

(後発品) ハーフジゴキシン

■ メチルジゴキシン

ラニラピッド　錠　　(後発品) メチルジゴキシン

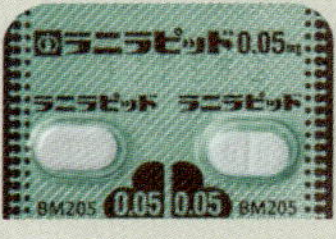

■ カテコールアミン系薬剤

■ ドパミン塩酸塩

イノバン　注 / シリンジ
カコージン　注 / D注
ドミニン　点滴静注

(後発品) 塩酸ドパミン、ツルドパミ、ドパミン、ドパミン塩酸塩

- ■ ドブタミン塩酸塩

ドブトレックス 注/キット点滴静注用 　　後発品 ドブタミン、ドブタミン塩酸塩

ドブポン シリンジ

- ■ ドカルパミン

タナドーパ 顆

- ■ アドレナリン

ボスミン 外用液/注

アドレナリン注 シリンジ

- ■ ノルアドレナリン

ノルアドリナリン 注

- ■ イソプレナリン塩酸塩

プロタノールL 注

ホスホジエステラーゼⅢ阻害薬（PDE Ⅲ阻害薬）

- ■ オルプリノン塩酸塩水和物

コアテック 注/SB注

- ■ ミルリノン

ミルリーラ 注/K注

非カテコールアミン系薬剤

- ■ コルホルシンダロパート塩酸塩

アデール 注

- ■ ピモベンダン

アカルディ カプセル　　後発品 ピモベンダン

主な薬剤

強心薬

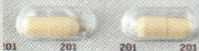

抗狭心症薬

■ 硝酸薬

□ ニトログリセリン

ニトロペン 舌下錠	ミオコール エアゾル
バソレーター 注	ニトロダームTTS 貼付剤
ミリスロール 注/冠動注用	ミリステープ 貼付剤
後発品 ミオコール、ニトログリセリン	バソレーターテープ 貼付剤
	後発品 ニトログリセリン、ミニトロ、メディトランス

□ 一硝酸イソソルビド

アイトロール 錠　　　　　後発品 一硝酸イソソルビド、ソプレロール、タイシロール

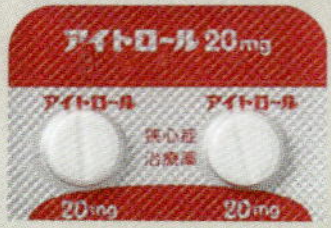

□ 硝酸イソソルビド

ニトロール 錠/Rカプセル/注/バッグ/シリンジ/スプレー　　フランドル 錠

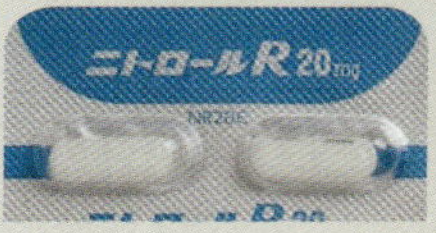

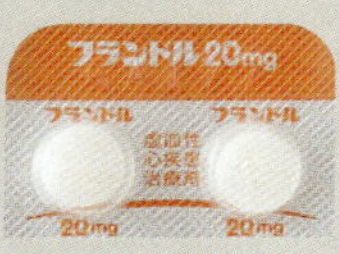

カリアント　SRカプセル

後発品 イソコナールR、ジアセラL、硝酸イソソルビド

すぐ調 ● 循環器

フランドル　テープ剤　　　後発品 イソピット、ニトラス、リファタック、硝酸イソソルビド

■ カリウムチャネル開口薬

■ ニコランジル

シグマート　錠/注　　　後発品 ニコランジル

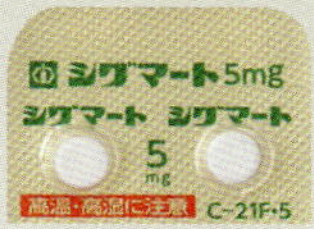

■ その他の冠拡張薬

■ ジピリダモール

ペルサンチン　錠/注　　　後発品 ジピリダモール、ヨウリダモール

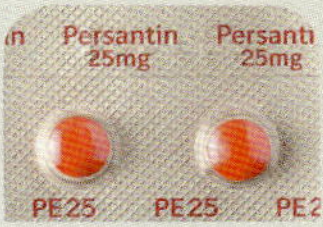

ペルサンチン-L　カプセル

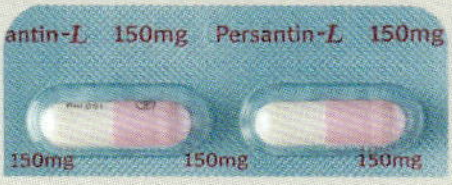

主な薬剤

抗狭心症薬

β遮断薬

■ $β_1$非選択性でISA※のないもの

□ プロプラノロール塩酸塩

インデラル
錠/注

後発品 プロプラノロール塩酸塩

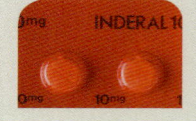

■ $β_1$選択性でISA※のあるもの

□ セリプロロール塩酸塩

セレクトール　錠

後発品 セリプロロール塩酸塩

※ ISA：内因性交感神経刺激作用

■ β_1 選択性でISA※のないもの

■ メトプロロール酒石酸塩

セロケン 錠/L錠

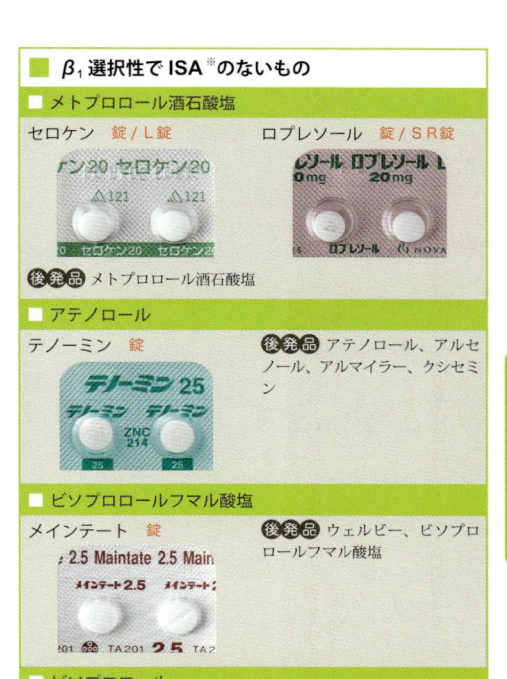

ロプレソール 錠/SR錠

後発品 メトプロロール酒石酸塩

■ アテノロール

テノーミン 錠

後発品 アテノロール、アルセノール、アルマイラー、クシセミン

■ ビソプロロールフマル酸塩

メインテート 錠

後発品 ウェルビー、ビソプロロールフマル酸塩

■ ビソプロロール

ビソノテープ テープ剤

■ ランジオロール塩酸塩

オノアクト 注　　コアベータ 静注用

※ ISA：内因性交感神経刺激作用

主な薬剤

β遮断薬

α、β遮断薬

カルベジロール

アーチスト 錠　　　　　　　後発品 カルベジロール

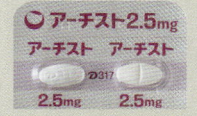

アロチノロール塩酸塩

アロチノロール塩酸塩 錠

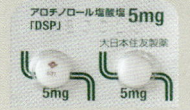

Memo

主な薬剤

β遮断薬

Ca 拮抗薬

■ ジヒドロピリジン系薬剤－第一世代

■ ニフェジピン

アダラート
カプセル / L錠 / CR錠

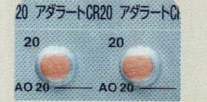

後発品 カサンミル、セパミット、ニフェジピン、ニフェランタン、ヘルラート

■ ニカルジピン塩酸塩

ペルジピン
錠 / 散 / LAカプセル / 注

後発品 ニカルジピン塩酸塩

■ ジヒドロピリジン系薬剤−第二世代

■ ニトレンジピン

バイロテンシン 錠

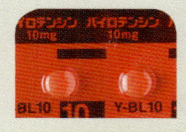

(後発品) エカテリシン、ドスベロピン、ニトレンジピン、ニルジピン、バイニロード

■ マニジピン塩酸塩

カルスロット 錠

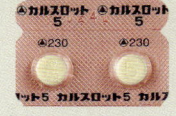

(後発品) マニジピン塩酸塩

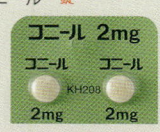

■ ベニジピン塩酸塩

コニール 錠

(後発品) 塩酸ベニジピン、ベニジピン塩酸塩

■ エホニジピン塩酸塩エタノール付加物

ランデル 錠

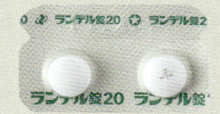

■ シルニジピン

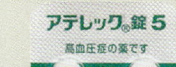

アテレック 錠

(後発品) シルニジピン

主な薬剤

Ca拮抗薬

ジヒドロピリジン系薬剤－第三世代

アムロジピンベシル酸塩

ノルバスク　錠/OD錠　　　　アムロジン　錠/OD錠

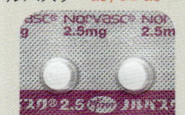

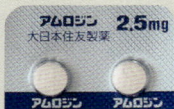

後発品 アムロジピン

アムロジピン　内用ゼリー/ODフィルム

アゼルニジピン

カルブロック　錠　　　　後発品 アゼルニジピン

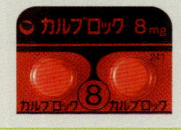

ベラパミル

ベラパミル塩酸塩

ワソラン　錠/静注　　　後発品 ベラパミル塩酸塩、ホルミトール

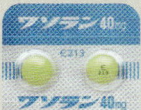

■ ジルチアゼム

□ ジルチアゼム塩酸塩

ヘルベッサー
錠 / Rカプセル

(後発品) ジルチアゼム塩酸塩、ヘマレキート、ルチアノン

ヘルベッサー　注　　(後発品) ジルチアゼム塩酸塩

Memo

主な薬剤

Ca拮抗薬

65

抗不整脈薬

■ 第Ⅰ群（Naチャネル抑制）－Ⅰa群（APD※延長）

■ ジソピラミド

リスモダン カプセル	後発品 ジソピラミド、ジソピラン

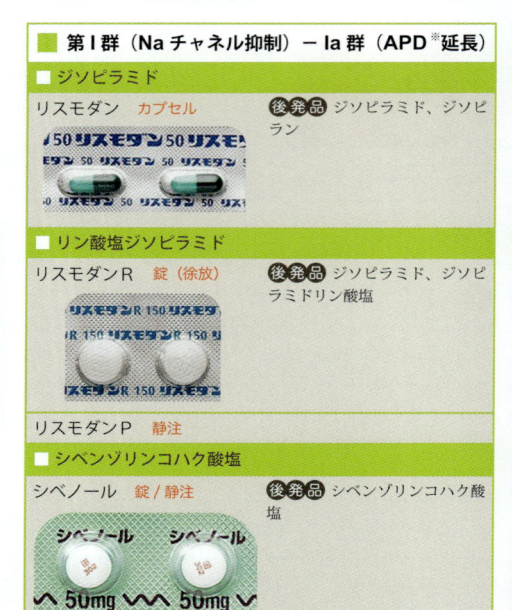

■ リン酸塩ジソピラミド

リスモダンR 錠（徐放）	後発品 ジソピラミド、ジソピラミドリン酸塩

リスモダンP 静注	

■ シベンゾリンコハク酸塩

シベノール 錠/静注	後発品 シベンゾリンコハク酸塩

※ APD：活動電位持続時間

■ 第Ⅰ群（Naチャネル抑制）－ Ib群（APD短縮）

■ リドカイン注射液

キシロカイン　静注用2％/筋注用0.5％

オリベス　静注用2％/点滴用1％

リドカイン　静注用2％シリンジ

■ メキシレチン塩酸塩

メキシチール　　　　　後発品 チルミメール、メキシ
カプセル/点滴静注　　　　チレン塩酸塩

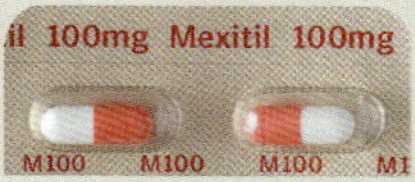

■ 第Ⅰ群（Naチャネル抑制）－ Ic群（APD不変）

■ ピルジカイニド塩酸塩水和物

サンリズム　カプセル/注　　後発品 ピルジカイニド塩酸塩

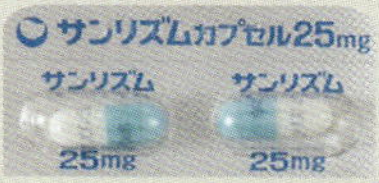

■ フレカイニド酢酸塩

タンボコール
錠/細粒/静注

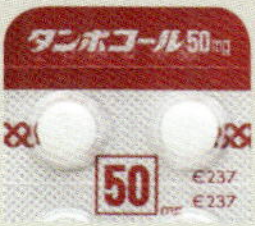

■ プロパフェノン塩酸塩

プロノン　錠

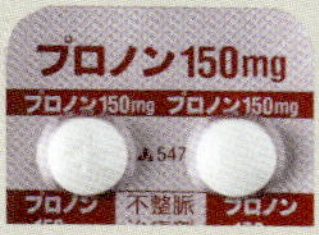

後発品 プロパフェノン塩酸塩

主な薬剤

抗不整脈薬

第Ⅱ群（β遮断薬）

- プロプラノロール塩酸塩 ⇒ **p.58** 参照

第Ⅲ群（再分極遅延薬）

- アミオダロン塩酸塩
- ソタロール塩酸塩

アンカロン　錠/注

ソタコール　錠

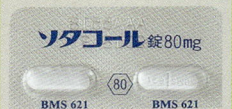

BMS 621　⟨80⟩　BMS 621

後発品 アミオダロン塩酸塩

- ニフェカラント塩酸塩

シンビット　静注用

第Ⅳ群（Ca拮抗薬）

- ベラパミル塩酸塩 ⇒ **p.64** 参照
- ジルチアゼム塩酸塩 ⇒ **p.65** 参照
- ベプリジル塩酸塩水和物

ベプリコール　錠

ベプリコール 50mg Bepricor

50mg [ZTT] ベプリコール 50m

Memo

主な薬剤

抗不整脈薬

利尿薬

■ α型ヒト心房性ナトリウム利尿ポリペプチド製剤
□ カルペリチド

ハンプ 注

■ ループ利尿薬
□ フロセミド

オイテンシン カプセル　　ラシックス 錠/細粒/注

後発品 フロセミド

□ アゾセミド　　　　　　　□ トラセミド

ダイアート 錠　　　　　　ルプラック 錠

後発品 ダイタリック　　　後発品 トラセミド

■ サイアザイド系利尿薬

■ トリクロルメチアジド

フルイトラン 錠　　　後発品 クバクロン、トリクロルメチアジド

■ サイアザイド系類似薬

■ インダパミド

ナトリックス 錠　　　後発品 テナキシル

■ カリウム保持性利尿薬

■ スピロノラクトン

アルダクトンA 錠/細粒　　　後発品 スピロノラクトン、ノイダブル

■ カンレノ酸カリウム

ソルダクトン 静注用　　　後発品 カンレノ酸カリウム

主な薬剤

利尿薬

71

バソプレシン V2 受容体拮抗薬

トルバプタン

サムスカ　錠 / 顆粒

Memo

降圧薬

■ 降圧利尿薬（サイアザイド系利尿薬） ⇒ p.71 参照

■ Ca拮抗薬 ⇒ p.62 参照

■ アンジオテンシン変換酵素（ACE）阻害薬

■ カプトプリル

カプトリル 錠/細粒/Rカプセル

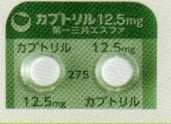

後発品 カプトプリル、カプトルナ

■ エナラプリルマレイン酸塩

レニベース 錠

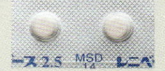

エナラート 細粒/錠

後発品 エナラプリルマレイン酸塩、エナラプリル・M、スパシオール、セリース、ファルプリル

■ デラプリル塩酸塩

アデカット 錠

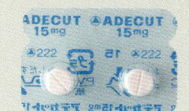

■ シラザプリル水和物

インヒベース 錠

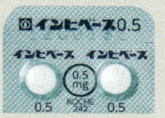

後発品 シラザプリル

主な薬剤

利尿薬／降圧薬

■ リシノプリル水和物

ゼストリル 錠

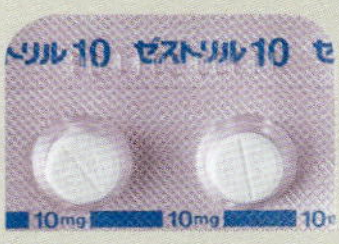

ロンゲス 錠

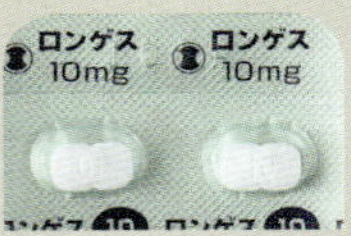

後発品 リシノプリル

■ ベナゼプリル塩酸塩

チバセン 錠

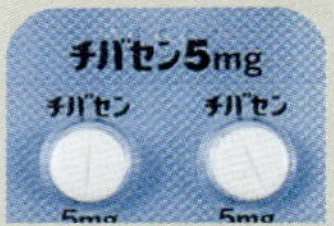

後発品 ベナゼプリル塩酸塩

■ イミダプリル塩酸塩

タナトリル 錠

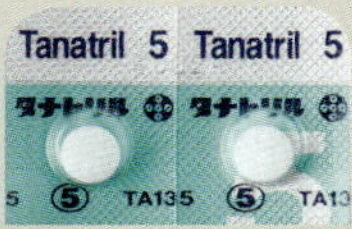

後発品 イミダプリル塩酸塩

■ テモカプリル塩酸塩

エースコール 錠

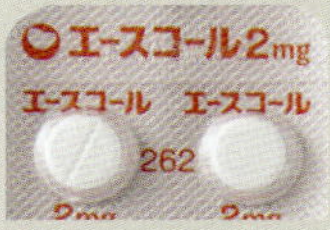

後発品 テモカプリル塩酸塩

■ キナプリル塩酸塩

コナン 錠

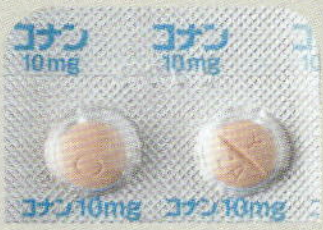

■ ペリンドプリルエルブミン

コバシル 錠

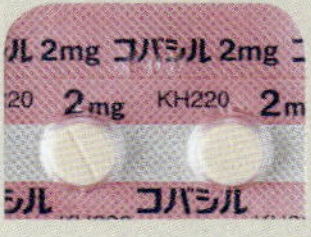

後発品 ペリンドプリルエルブミン、ペリンドプリル

74　すぐ調 ● 循環器

■ トランドラプリル

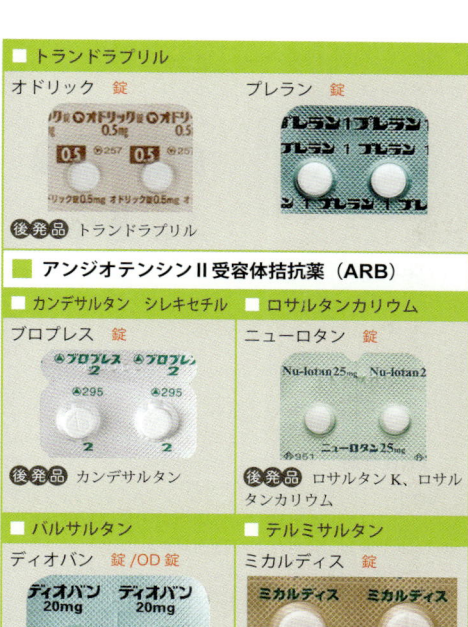

オドリック 錠 プレラン 錠

後発品 トランドラプリル

■ アンジオテンシンⅡ受容体拮抗薬（ARB）

■ カンデサルタン シレキセチル
ブロプレス 錠

後発品 カンデサルタン

■ ロサルタンカリウム
ニューロタン 錠

後発品 ロサルタンK、ロサルタンカリウム

■ バルサルタン
ディオバン 錠/OD錠

後発品 バルサルタン

■ テルミサルタン
ミカルディス 錠

後発品 テルミサルタン

主な薬剤

降圧薬

- ■ オルメサルタン　メドキソミル

オルメテック　OD錠

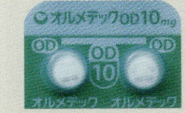

後発品 オルメサルタン

- ■ イルベサルタン

アバプロ　錠

イルベタン　錠

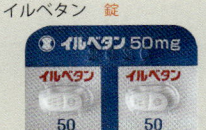

- ■ アジルサルタン

アジルバ　錠

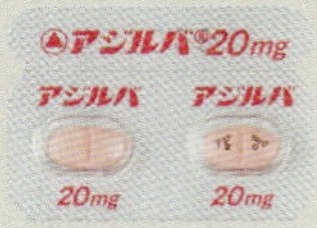

■ ARB 合剤

- □ ロサルタンカリウム・ヒドロクロロチアジド

プレミネント　LD錠/HD錠

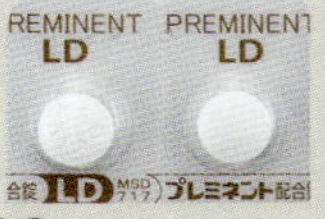

後発品 ロサルヒド

- □ カンデサルタン　シレキセチル・ヒドロクロロチアジド

エカード　LD錠/HD錠

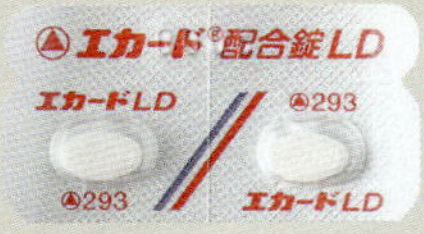

後発品 カデチア

- ■ バルサルタン・ヒドロクロロチアジド
- ■ テルミサルタン・ヒドロクロロチアジド

コディオ　MD錠／EX錠

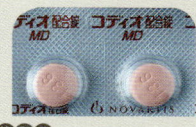

ミコンビ　AP錠／BP錠

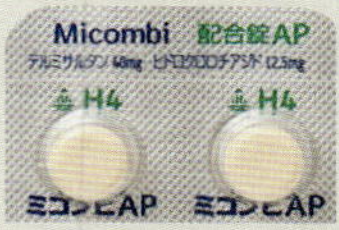

後発品　バルヒディオ

後発品　テルチア

- ■ バルサルタン・アムロジピンベシル酸塩
- ■ オルメサルタンメドキソミル・アゼルニジピン

エックスフォージ　錠／OD錠

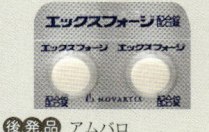

レザルタス　LD錠／HD錠

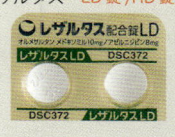

後発品　アムバロ

- ■ イルベサルタン・アムロジピンベシル酸塩
- ■ アジルサルタン・アムロジピンベシル酸

アイミクス　LD錠／HD錠

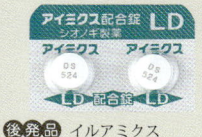

ザクラス　LD錠／HD錠

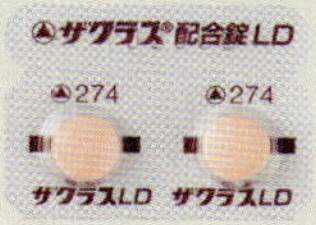

後発品　イルアミクス

- ■ バルサルタン・シルニジピン

アテディオ　錠

主な薬剤

降圧薬

- ■ カンデサルタンシレキセル・アムロジピンベシル酸塩
- ■ テルミサルタン・アムロジピンベシル酸塩

ユニシア　LD錠/HD錠

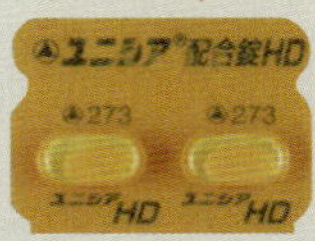

ミカムロ　AP錠/BP錠

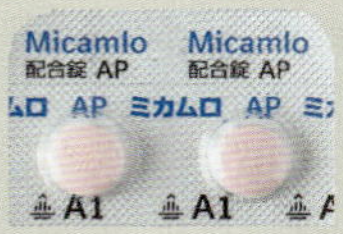

後発品 カムシア

後発品 テラロム

■ 直接的レニン阻害薬

■ アリスキレンフマル酸塩

ラジレス　錠

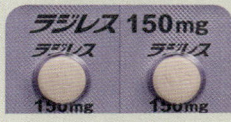

■ 選択的アルドステロン拮抗薬

■ エプレレノン

セララ　錠

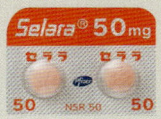

■ 交感神経抑制薬−α遮断薬

■ プラゾシン塩酸塩
ミニプレス 錠

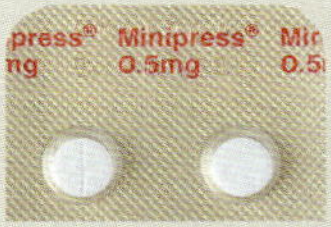

■ ブナゾシン塩酸塩
デタントール 錠/R錠

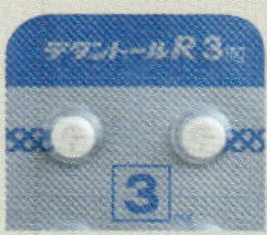

■ ドキサゾシンメシル酸塩
カルデナリン 錠/OD錠

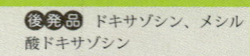

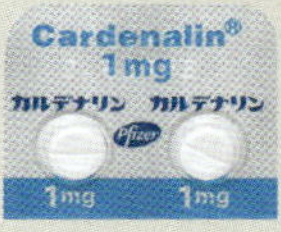

🆗後発品 ドキサゾシン、メシル酸ドキサゾシン

■ 交感神経抑制薬−β遮断薬　⇒ p.58

■ 血管拡張薬

■ ニトロプルシドナトリウム水和物
ニトプロ 持続静注液

■ 合剤

■ ベンチルヒドロクロロチアジド・レセルピン
ベハイドRA 錠

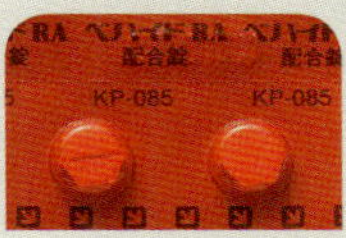

主な薬剤

降圧薬

79

血液凝固関係製剤

■ 血小板凝集抑制剤

■ アスピリン腸溶錠

バイアスピリン　腸溶錠

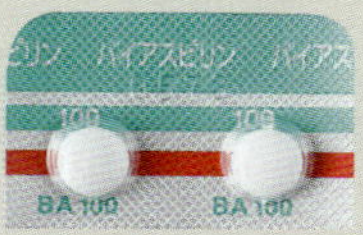

(後発品) アスピリン、ゼンアスピリン

■ チクロピジン塩酸塩

パナルジン　錠/細粒

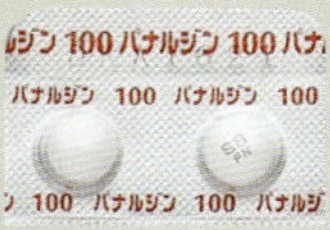

(後発品) チクロピジン塩酸塩、マイトジン

■ クロピドグレル硫酸塩

プラビックス　錠

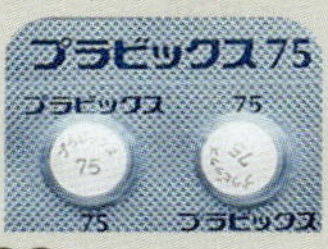

(後発品) クロピドグレル

■ プラスグレル塩酸塩

エフィエント　錠

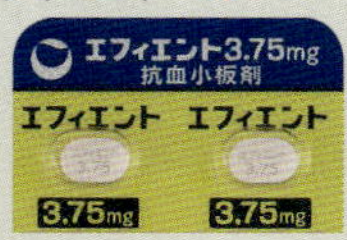

■ シロスタゾール

プレタール　OD錠/散

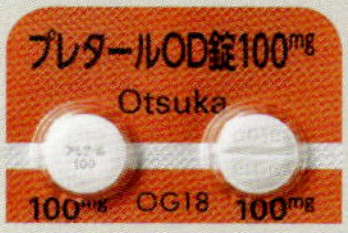

(後発品) コートリズム、シロシナミン、シロスタゾール、プレトモール、ホルダゾール

シロスレット　内服ゼリー

80　すぐ調 ● 循環器

■ リマプロスト アルファデクス

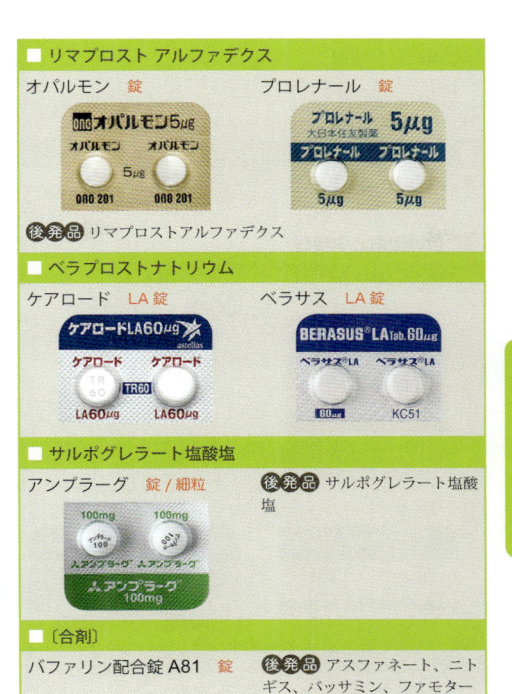

オパルモン 錠　　　プロレナール 錠

後発品 リマプロストアルファデクス

■ ベラプロストナトリウム

ケアロード LA錠　　ベラサス LA錠

■ サルポグレラート塩酸塩

アンプラーグ 錠/細粒　　後発品 サルポグレラート塩酸塩

■〔合剤〕

バファリン配合錠 A81 錠　　後発品 アスファネート、ニトギス、バッサミン、ファモター

主な薬剤

血液凝固関係製剤

■ ヘパリン製剤

■ ヘパリンカルシウム

ヘパリンカルシウム　注/皮下注シリンジ

■ ヘパリンナトリウム

| ヘパリンナトリウム　注 | ヘパリンNaロック　シリンジ注
ヘパフラッシュ　シリンジ注 |

■ 抗凝固剤と中和剤

■ ワルファリンカリウム　⇒ p.44

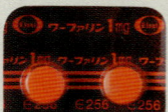

ワーファリン　錠/顆粒　　（後発品）ワルファリンK

■ ダビガトランエテキシラートメタンスルホン酸塩製剤

プラザキサ　カプセル

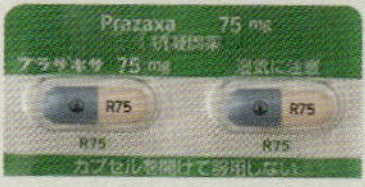

■ エドキサバントシル酸塩水和物

リクシアナ　錠/OD錠

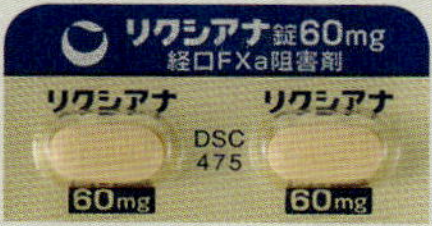

■ リバーロキサバン

イグザレルト　錠/細粒分包

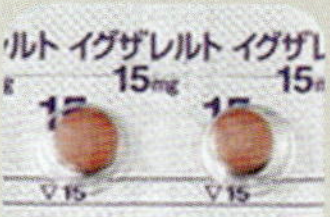

■ アピキサバン

エリキュース　錠

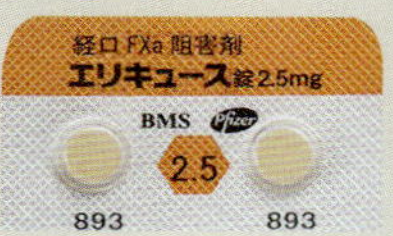

■ 血液凝固阻止剤

■ フォンダパリヌクスナトリウム

アリクストラ 皮下注

■ 抗ヘパリン製剤

■ プロタミン硫酸塩

プロタミン硫酸塩 静注用

■ 血栓溶解剤 − t-PA 製剤

■ アルテプラーゼ（遺伝子組換え）

アクチバシン 注　　　　　グルトパ 注

■ モンテプラーゼ（遺伝子組換え）

クリアクター 注

■ 血栓溶解剤−ウロキナーゼ

■ ウロキナーゼ

ウロキナーゼ 静注用　　　ウロナーゼ 静注用/冠動注用

■ 低分子ヘパリン

■ ダルテパリンナトリウム

フラグミン 注　　　　　後発品 ダルテパリン Na、リザルミン

■ エノキサパリンナトリウム

クレキサン 皮下注キット

■ 抗トロンビン薬

■ アルガトロバン水和物

スロンノン HI注　　　　後発品 アルガトロバン
ノバスタン HI注

主な薬剤

血液凝固関係製剤

脂質異常症治療薬

■ HMG-CoA 還元酵素阻害薬（スタチン）

■ プラバスタチンナトリウム

メバロチン　錠/細粒

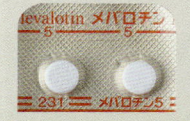

後発品 プラバスタチンNa、プラバスタチンNa塩、プラバスタチンナトリウム、プラバスタチンナトリウム塩、メバトルテ、メバリリン、メバレクト

■ シンバスタチン

リポバス　錠

後発品 シンバスタチン、ラミアン、リポザート

■ フルバスタチンナトリウム

ローコール　錠

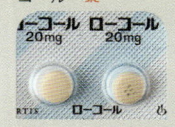

後発品 フルバスタチン

■ アトルバスタチンカルシウム水和物

リピトール　錠

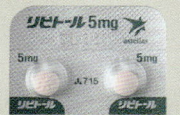

後発品 アトルバスタチン・OD

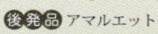

■ ピタバスタチンカルシウム　　■ ロスバスタチンカルシウム

リバロ　錠/OD錠　　　　　　クレストール　錠/OD錠

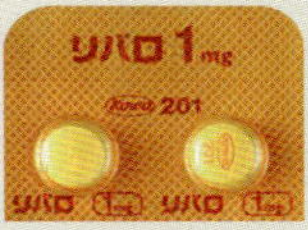

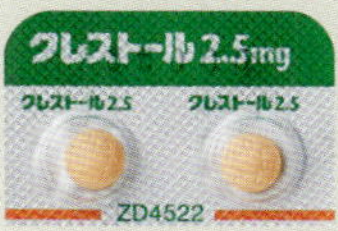

後発品 ピタバスタチン Ca、ピタバスタチンカルシウム

■ アムロジピンベシル酸塩・アトルバスタチンカルシウム水和物

カデュエット配合錠
1番（2.5mg + 5mg）/
2番（2.5mg + 10mg）/
3番（5mg + 5mg）/
4番（5mg + 10mg）

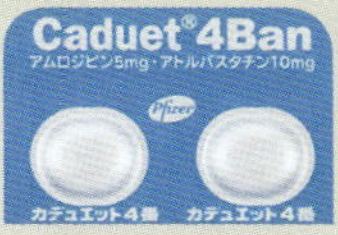

後発品 アマルエット

■ エゼチミブ・ロスバスタチンカルシウム

ロースゼット　LD錠/HD錠

■ **フィブラート系薬剤**

■ ベザフィブラート

ベザトール SR　錠

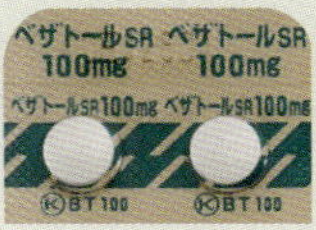

後発品 ベザフィブラート、ベザフィブラート SR、ベザレックス SR、ベスタリット L

主な薬剤

脂質異常症治療薬

■ フェノフィブラート

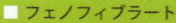

トライコア 錠 　　　　　リピディル 錠

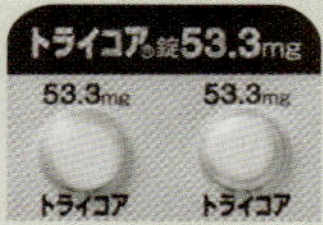

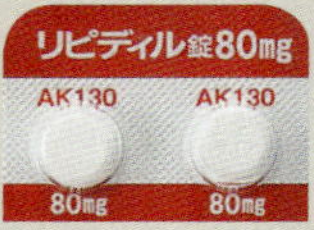

後発品 フェノフィブラート

■ 小腸コレステロールトランスポータ阻害薬

■ エゼチミブ

ゼチーア 錠

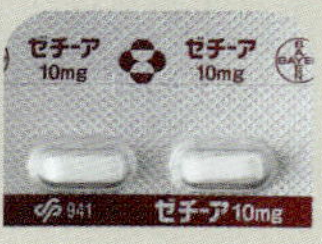

■ イオン交換薬

■ コレスチミド（コレスチラン）

コレバイン 粒（ミニ）/ 錠

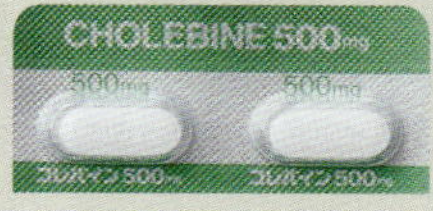

■ プロブコール

■ プロブコール

シンレスタール 錠/細粒　　ロレルコ 錠/細粒

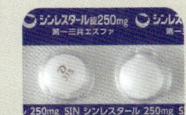

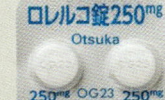

後発品 プロブコール

■ その他

■ イコサペント酸エチル

エパデール
カプセル / Sカプセル

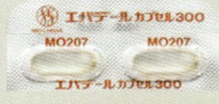

後発品 イコサペント酸エチル、エパキャップソフト、エパラ、エパロース、ソルラミン、ナサチーム、メルブラール

■ オメガ-3脂肪酸エチル

ロトリガ　粒状カプセル

主な薬剤

脂質異常症治療薬

糖尿病治療薬

〔インスリン製剤〕

■ 超速効型インスリン（遺伝子組換え）

□ インスリン　リスプロ

ヒューマログ　注/カートリッジ/キット：ミリオペン■

□ インスリン　グルリジン

アピドラ　注/カートリッジ/キット：ソロスター■■

□ インスリン　アスパルト

ノボラピッド　注/キット：ペンフィル・イノレット・フレックスペン・フレックスタッチ■

■ 速効型インスリン

□ 中性インスリン注射液

ノボリンR　注/キット：フレックスペン■

□ インスリン注射液

ヒューマリンR　注/カートリッジ/キット：ミリオペン■

■ 中間型インスリン

□ イソフェンインスリン水性懸濁注射液

ノボリンN　キット：フレックスペン■

ヒューマリンN　注/カートリッジ/キット：ミリオペン■

■ 持効型溶解インスリンアナログ製剤

□ インスリン　グラルギン（遺伝子組換え）

ランタス　カートリッジ/キット：ソロスター■
ランタスXR　注/キット：ソロスター■

後発品 インスリングラルギンBS

■ インスリン　デテミル（遺伝子組換え）

レベミル　カートリッジ：ペンフィル / キット：イノレット・フレックスペン■

■ インスリン　デグルテク

トレシーバ
カートリッジ：ペンフィル / キット：フレックスタッチ■

■ 混合型インスリン

■ 生合成ヒト二相性イソフェンインスリン水性懸濁注射液

イノレット 30R　キット■

ノボリン 30R　キット：フレックスペン■

ヒューマリン 3/7　注 / カートリッジ / キット：ミリオペン■

■ 二相性プロタミン結晶性インスリンアナログ水性懸濁注射液〔インスリン　アスパルト（遺伝子組換え）〕

ノボラピッド 30、50、70 ミックス
カートリッジ：ペンフィル（30 ミックスのみ）/ キット：フレックスペン 30 50 70

■ インスリン　リスプロ（遺伝子組換え）

ヒューマログミックス 25・50　カートリッジ / キット：ミリオペン 25 50

■ 合剤

■ インスリン デグルテク / インスリン アスパルト

ライゾデグ　キット：フレックスタッチ■

主な薬剤

糖尿病治療薬

〔GLP-1 受容体作動薬〕

■ ヒト GLP-1 アナログ注射液

- □ リラグルチド（遺伝子組換え）
- □ デュラグルチド（遺伝子組換え）

ビクトーザ　皮下注　　トルリシティ　皮下注

- □ エキセナチド
- □ リキシセナチド

バイエッタ　皮下注　　リキスミア　皮下注
ビデュリオン　皮下注

〔経口血糖降下薬〕

■ スルホニルウレア（SU）薬

■ クロルプロパミド

アベマイド　錠

■ アセトヘキサミド

ジメリン　錠

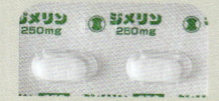

■ グリクロピラミド

デアメリンS　錠

■ グリベンクラミド

オイグルコン　錠　　　ダオニール　錠

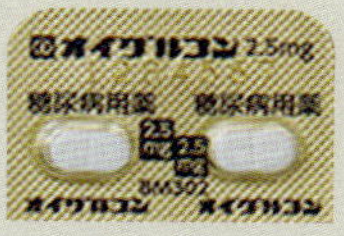

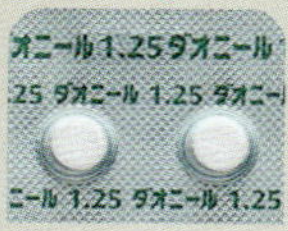

後発品　グリベンクラミド、パミルコン

- ■ グリクラジト

グリミクロン　HA錠 / 錠

後発品 グリクラジド

- ■ グリメピリド

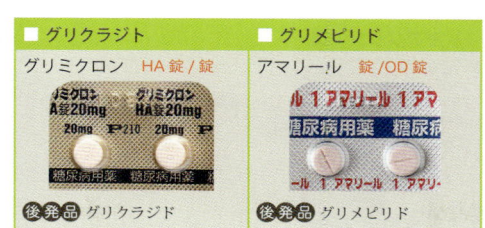

アマリール　錠 / OD錠

後発品 グリメピリド

ビグアナイド（BG）薬

- ■ ブホルミン塩酸塩

ジベトス　錠

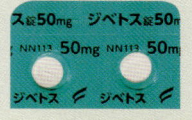

後発品 ジベトンS

- ■ メトホルミン塩酸塩

グリコラン　錠

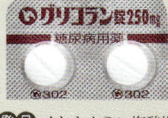

後発品 メトホルミン塩酸塩

メトグルコ　錠

後発品 メトホルミン塩酸塩MT

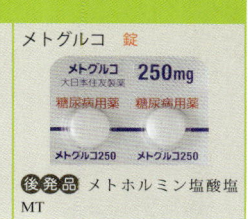

主な薬剤

糖尿病治療薬

■ チアゾリジン薬

■ ピオグリタゾン塩酸塩

アクトス　錠・OD錠　　　後発品 ピオグリタゾン

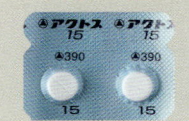

■ αグルコシダーゼ阻害薬（α-GI）

■ アカルボース

グルコバイ　錠・OD錠

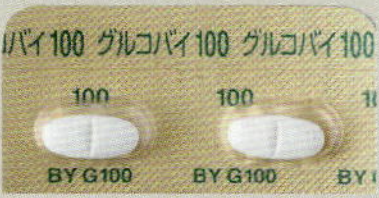

後発品 アカルボース

■ ボグリボース

ベイスン　錠・OD錠

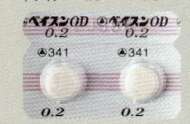

後発品 ベグリラート、ボグリボース

■ ミグリトール

セイブル　錠

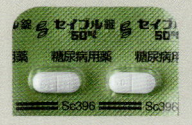

■ 速効型インスリン分泌促進薬

■ ナテグリニド

スターシス 錠

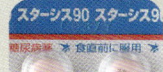

ファスティック 錠

後発品 ナテグリニド

■ ミチグリニドカルシウム水和物

グルファスト 錠

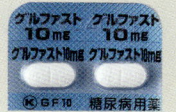

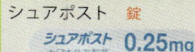

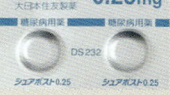

■ レパグリニド

シュアポスト 錠

■ DPP-4阻害薬

■ シタグリプチンリン酸塩水和物

グラクティブ 錠

ジャヌビア 錠

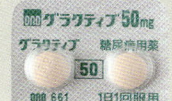

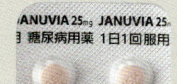

主な薬剤

糖尿病治療薬

93

- ■ アログリプチン安息香酸塩
- ■ ビルダグリプチン

ネシーナ　錠

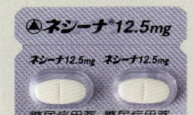

エクア　錠

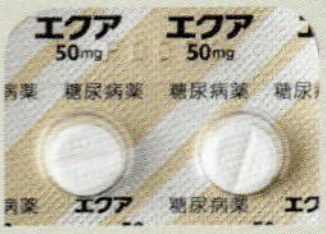

- ■ リナグリプチン
- ■ アナグリプチン

トラゼンタ　錠

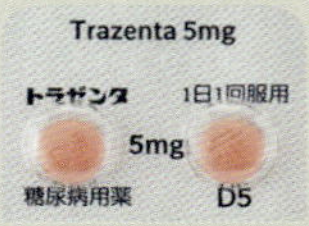

スイニー錠

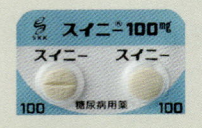

- ■ テネリグリプチン臭化水素酸塩水和物
- ■ サキサグリプチン

テネリア　錠

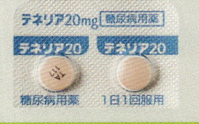

オングリザ　錠

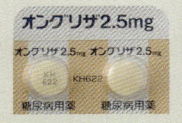

- ■ トレラグリプチンコハク酸塩

ザファテック　錠

SGLT2阻害薬

■ イプラグリフロジン L-プロリン
スーグラ 錠

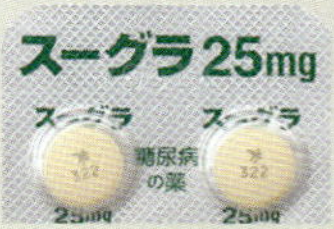

■ ダパグリフロジンプロピレングリコール水和物
フォシーガ 錠

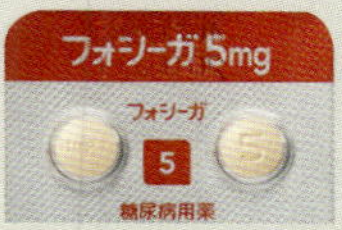

■ ルセオグリフロジン水和物
ルセフィ 錠

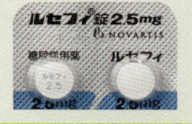

■ カナグリフロジン水和物
カナグル 錠

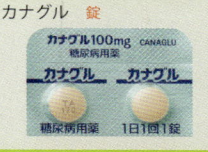

■ トホグリフロジン水和物
デベルザ 錠

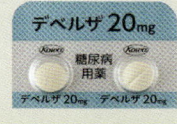

アプルウェイ 錠

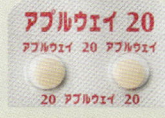

■ エンパグリフロジン
ジャディアンス 錠

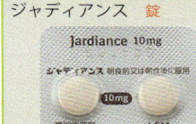

主な薬剤

糖尿病治療薬

■ 合剤

■ ミチグリニド・ボグリボース
グルベス 錠/OD錠
糖尿病用薬/食直前に服用

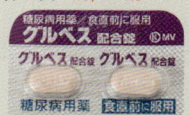

■ ピオグリタゾン・メトホルミン
メタクト LD錠/HD錠
糖尿病用薬　糖尿病用薬

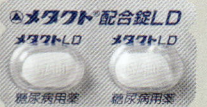

■ ピオグリタゾン・グリメピリド
ソニアス LD錠/HD錠
糖尿病用薬　糖尿病用薬

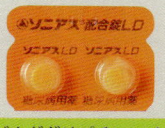

■ アログリプチン・ピオグリタゾン
リオベル LD錠/HD錠
糖尿病用薬　糖尿病用薬

■ ビルダグリプチン・メトホルミン
エクメット LD錠/HD錠
糖尿病用薬　糖尿病用薬

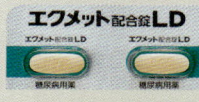

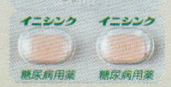

■ アログチプチン・メトホルミン
イニシンク 錠
糖尿病用薬　糖尿病用薬

■ アナグリプチン・メトホルミン
メトアナ LD錠/HD錠

■ テネリグリプチン・カナグリフロジン
カナリア 錠

■ シタグリプチン・イプラグリフロジン
スージャヌ 錠

■ エンパグリフロジン・リナグリプチン
トラディアンス AP錠/BP錠

略 語

略 語

AAA	腹部大動脈瘤	abdominal aortic aneurysm
AAD	急性大動脈解離	acute aortic dissection
ABE	急性細菌性心内膜炎	acute bacterial endocarditis
ABI	足関節上腕血圧比	ankle brachial pressure index
ABPM	自由行動下血圧測定（記録）	ambulatory blood pressure monitoring
ACE	アンジオテンシン変換酵素	angiotensin converting enzyme
ACS	急性冠症候群	acute coronary syndrome
ACT	活性（化）凝固時間	activated clotting time
AED	自動体外式除細動器	automated external defibrillator
AF(L)	心房粗動	atrial flutter
Af/AF	心房細動	atrial fibrillation
AMI	急性心筋梗塞	acute myocardial infarction

AML	僧帽弁前尖 anterior mitral leaflet	
ANP	心房性ナトリウム利尿ペプチド atrial natriuretic peptide	
AP	狭心症 angina pectoris	
APTT	活性化部分トロンボプラスチン時間 activated partial thromboplastin time	
AR	大動脈弁逆流（症） aortic regurgitation	
ARB	アンジオテンシンII受容体拮抗薬 angiotensin II receptor blocker	
ARF	急性腎不全 acute renal failure	
ARVD/ARVC	不整脈原性（催不整脈性）右室異形成症/心筋症 arrhythmogenic right ventricular dysplasia/cardiomyopathy	略語
AS	大動脈弁狭窄（症） aortic stenosis	
ASD	心房中隔欠損（症） atrial septal defect	
ASH	非対称性中隔肥大 asymmetrical septal hypertrophy	
ASO	閉塞性動脈硬化（症） arteriosclerosis obliterans	
AT	心房頻拍 atrial tachycardia	

AV	大動脈弁	
	aortic valve	
AV block	房室ブロック	
	atrioventricular block	
AV node	房室結節	
	atrioventricular node	
AVNRT	房室結節性リエントリー性頻拍	
	atrioventricular nodal reentrant tachycardia	
AVR	大動脈弁置換術	
	aortic valve replacement	
AVRT	房室回帰性頻拍	
	atrioventricular reciprocating tachycardia	
A-V shunt	動静脈シャント	
	arteriovenous shunt	
BMI	体格指数	
	body mass index	
BNP	脳性ナトリウム利尿ペプチド	
	brain natriuretic peptide	
BP	血圧	
	blood pressure	
BSA	体表面積	
	body surface area	
BT	体温	
	body temperature	
BUN	血中尿素窒素	
	blood urea nitrogen	

BW	体重	body weight
CABG	冠動脈バイパス（術）	coronary artery bypass grafting
CAD	冠動脈疾患	coronary artery disease
CAG	冠動脈造影	coronary angiography
CCU	冠動脈疾患集中治療室	coronary care unit
CHD	冠動脈性心疾患	coronary heart disease
	先天性心疾患	congenital heart disease
CHF	うっ血性心不全	congestive heart failure
CI	心係数	cardiac index
CK	クレアチンキナーゼ	creatine kinase
CKD	慢性腎臓病	chronic kidney disease
CLBBB	完全左脚ブロック	complete left bundle branch block
CO	心拍出量	cardiac output

略語

CoA	大動脈縮窄症	
	aortic coarctation, coarctation of the aorta	
CPA	心肺停止	
	cardiopulmonary arrest	
CPAP	持続気道陽圧	
	continuous positive airway pressure	
CPK	クレアチンホスホキナーゼ	
	creatine phosphokinase	
CPPV	持続陽圧換気	
	continuous positive-pressure ventilation	
CPR	心肺蘇生（法）	
	cardiopulmonary resuscitation	
Cr	クレアチニン	
	creatinine	
CRBBB	完全右脚ブロック	
	complete right bundle branch block	
CRF	慢性腎不全	
	chronic renal failure	
CRP	C-反応性蛋白	
	C-reactive protein	
CRT	心室再同期療法	
	cardiac resynchronization therapy	
CT	コンピュータ断層撮影（法）	
	computed tomography	
CTR	心胸郭比	
	cardiothoracic ratio	

CVA	脳血管障害	
	cerebrovascular accident	
CVP	中心静脈圧	
	central venous pressure	
DBP	拡張期血圧	
	diastolic blood pressure	
DC	直流電流	
	direct current	
DCA	方向性冠動脈粥腫切除術	
	directional coronary atherectomy	
DCM	拡張型心筋症	
	dilated cardiomyopathy	
DES	薬剤溶出性ステント	
	drug eluting stent	
DM	糖尿病	
	diabetes mellitus	
D(O)A	ドパミン	
	dopamine	
D(O)B	ドブタミン	
	dobutamine	
DVT	深部静脈血栓症	
	deep venous thrombosis	
ECD	心内膜床欠損（症）	
	endocardial cushion defect	
ECG	心電図	
	electrocardiogram	

略語

ECUM	体外限外濾過（法）	
	extracorporeal ultrafiltration method	
EDP	拡張末期圧	
	end-diastolic pressure	
EDV	拡張末期容積	
	end-diastolic volume	
EF	駆出分画（率）	
	ejection fraction	
eGFR	推定糸球体濾過量	
	estimated glomerular filtration rate	
EKG	心電図	
	Elektrokardiogramm（ドイツ語）	
EPS	電気生理学的検査	
	electrophysiological study	
ESR	赤血球沈降速度（赤沈）	
	erythrocyte sedimentation rate	
ESV	収縮末期容積	
	end-systolic volume	
FBS	空腹時血糖	
	fasting blood sugar	
FFR	冠血流予備量比	
	fractional flow reserve	
FH	家族性高コレステロール血症	
	familial hypercholesterolemia	
FS	短縮率	
	fractional shortening	

GEA	胃大網動脈	
	gastro-epiploic artery	
GFR	糸球体濾過率	
	glomerular filtration rate	
GTT	ブドウ糖負荷試験	
	glucose tolerance test	
HCM	肥大型心筋症	
	hypertrophic cardiomyopathy	
HD	血液透析	
	hemodialysis	
HDL	高比重リポ蛋白	
	high density lipoprotein	
HHD	高血圧性心疾患	
	hypertensive heart disease	
HNCM	非閉塞性肥大型心筋症	
	hypertrophic nonobstructive cardiomyopathy	
HOCM	閉塞性肥大型心筋症	
	hypertrophic obstructive cardiomyopathy	
HOT	在宅酸素療法	
	home oxygen therapy	
HR	心拍数	
	heart rate	
IABP	大動脈内バルーンパンピング	
	intraaortic balloon pumping	
ICD	植え込み型除細動器	
	implantable cardioverter defibrillator	

略語

ICU		集中治療室
		intensive care unit
IDDM		インスリン依存型糖尿病、インスリン依存状態
		insulin-dependent diabetes mellitus
IE		感染性心内膜炎
		infective endocarditis
IHD		虚血性心疾患
		ischemic heart disease
IMA		内胸動脈
		internal mammary artery
IMV		間欠的強制換気(法)
		intermittent mandatory ventilation
INR		国際標準比
		international normalized ratio
IPPB		間欠陽圧呼吸(法)
		intermittent positive pressure breathing
IRBBB		不完全右脚ブロック
		incomplete right bundle branch block
IVC		下大静脈
		inferior vena cava
IVUS		血管内超音波検査
		intravascular ultrasonography
JCS		ジャパンコーマスケール
		Japan Coma Scale
LA		左房
		left atrium

LAD	左前下行枝	
	left anterior descending artery	
	左軸偏位	
	left axis deviation	
LAH	左前枝ブロック	
	left anterior hemiblock	
LAO	左前斜位	
	left anterior oblique	
LBBB	左脚ブロック	
	left bundle branch block	
LCA	左冠動脈	
	left coronary artery	
LCX	左回旋枝	
	left circumflex artery	
LDL	低比重リポ蛋白	
	low density lipoprotein	
LITA	左内胸動脈	
	left internal thoracic artery	
LMT	左冠動脈主幹部	
	left main coronary trunk	
LOS	低拍出量症候群	
	low output syndrome	
LV	左室	
	left ventricle	
LVAD	左心補助人工心臓 / 左心補助装置	
	left ventricular assist device	

略語

LVDd	左室拡張末期径	
	left ventricular end-diastolic diameter	
LVDs	左室収縮末期径	
	left ventricular end-systolic diameter	
LVEDP	左室拡張末期圧	
	left ventricular end-diastolic pressure	
LVEDV	左室拡張末期容積	
	left ventricular end-diastolic volume	
LVESP	左室収縮末期圧	
	left ventricular end-systolic pressure	
LVESV	左室収縮末期容積	
	left ventricular end-systolic volume	
LVG	左室造影	
	left ventriculography	
LVH	左室肥大	
	left ventricular hypertrophy	
MDCT	多列検出型 CT	
	multi detector-row computed tomography	
METs	メッツ、代謝率	
	metabolic equivalents	
MI	心筋梗塞	
	myocardial infarction	
MICS	低侵襲心臓手術	
	minimally invasive cardiac surgery	
MOF	多臓器不全	
	multiple organ failure	

略語	日本語 / English
MR	磁気共鳴 magnetic resonance
	僧帽弁逆流（症） mitral regurgitation
MRA	磁気共鳴血管造影法、MR アンギオグラフィ magnetic resonance angiography; MR angiography
MRI	磁気共鳴画像（法） magnetic resonance image (imaging)
MRSA	メチシリン耐性黄色ブドウ球菌 methicillin resistant *Staphylococcus aureus*
MS	僧帽弁狭窄（症） mitral stenosis
MV	僧帽弁 mitral valve
MVP	僧帽弁逸脱（症） mitral valve prolapse
MVR	僧帽弁置換術 mitral valve replacement
NIDDM	非インスリン依存型糖尿病、非インスリン依存状態 noninsulin-dependent diabetes mellitus
NO	一酸化窒素 nitrogen monoxide
NSAID	非ステロイド性抗炎症薬 non-steroidal anti-inflammatory drug
NSR	正常洞調律 normal sinus rhythm

NSTEMI	非ST上昇型心筋梗塞	
	non-ST elevation myocardial infarction	
NSVT	非持続性心室頻拍	
	nonsustained ventricular tachycardia	
NVAF	非弁膜性心房細動	
	non-valvular atrial fibrillation	
NYHA	ニューヨーク心臓協会	
	New York Heart Association	
OCT	光干渉断層撮影	
	optical coherence tomography	
OM	鈍縁枝	
	obtuse marginal branch	
OMI	陳旧性心筋梗塞	
	old myocardial infarction	
OPCAB	オフポンプ冠動脈バイパス術	
	off-pump coronary artery bypass	
PA	肺動脈	
	pulmonary artery	
PAC	心房(性)期外収縮	
	premature atrial contraction	
PAD	末梢動脈疾患	
	peripheral artery disease	
PAF	血小板活性化因子	
	platelet-activating factor	
PAF(L)	発作性心房粗動	
	paroxysmal atrial flutter	

PAf/PAF	発作性心房細動	
	paroxysmal atrial fibrillation	
PAT	発作性心房頻拍	
	paroxysmal atrial tachycardia	
PCG	心音図検査（法）	
	phonocardiography	
PCI	経皮的冠動脈形成術、経皮的冠動脈インターベンション	
	percutaneous coronary intervention	
PCO$_2$/PaCO$_2$	二酸化炭素分圧	
	partial pressure of carbon dioxide	
PCPS	経皮的人工心肺装置	
	percutaneous cardiopulmonary support	
PCWP	肺毛細血管楔入圧	
	pulmonary capillary wedge pressure	
PD	冠（状）動脈後下行枝	
	posterior descending coronary artery	
	腹膜透析	
	peritoneal dialysis	
PDA	動脈管開存症	
	patent ductus arteriosus	
PDE	ホスホジエステラーゼ	
	phosphodiesterase	
PE	肺塞栓症	
	pulmonary embolism	
PEEP	呼気終末陽圧呼吸	
	positive end-expiratory pressure	

PET	陽電子放射断層撮影（法）、ポジトロン断層法	
	positron emission tomography	
PFO	卵円孔開存	
	patent foramen ovale	
PH	既往歴	
	past history	
	肺高血圧症	
	pulmonary hypertension	
PL	後側壁枝	
	posterolateral branch	
PML	僧帽弁後尖	
	posterior mitral leaflet	
PND	発作性夜間呼吸困難	
	paroxysmal nocturnal dyspnea	
POBA	経皮的古典的バルーン血管形成（術）	
	percutaneous old balloon angioplasty	
PO$_2$ / PaO$_2$	酸素分圧	
	partial pressure of oxygen	
PPH	原発性肺高血圧（症）	
	primary pulmonary hypertension	
PR	肺動脈弁逆流（症）	
	pulmonary regurgitation	
	脈拍数	
	pulse rate	
PRA	血漿レニン活性	
	plasma renin activity	

PS	肺動脈弁狭窄（症）	
	pulmonary stenosis	
PSVT	発作性上室（性）頻拍	
	paroxysmal supraventricular tachycardia	
PT	プロトロンビン時間	
	prothrombin time	
PTA	経皮経管的血管形成（術）	
	percutaneous transluminal angioplasty	
PTCA	経皮経管的冠動脈形成（術）	
	percutaneous transluminal coronary angioplasty	
PTCR	経皮経管的冠動脈血栓溶解療法	
	percutaneous transluminal coronary revascularization	
PTMC	経皮経管的僧帽弁交連切開（術）	
	percutaneous transluminal mitral commissurotomy	
PV	肺動脈弁	
	pulmonary valve	
	肺静脈	
	pulmonary vein	
PVC	心室（性）期外収縮	
	premature ventricular contraction	
PVE	人工弁心内膜炎	
	prosthetic valve endocarditis	
PWV	脈波伝播速度	
	pulse wave velocity	
QCA	定量的冠動脈造影法	
	qualitative coronary angiography	

略語

QOL	生活の質	
	quality of life	
QTc	心拍数補正 QT 間隔	
	QT interval corrected for heart rate	
RA	右房	
	right atrium	
	関節リウマチ	
	rheumatoid arthritis	
RAD	右軸偏位	
	right axis deviation	
RAO	右前斜位	
	right anterior oblique	
RBBB	右脚ブロック	
	right bundle branch block	
RBC	赤血球	
	red blood cell	
RCA	右冠動脈	
	right coronary artery	
RCM	拘束型心筋症	
	restrictive cardiomyopathy	
RI	ラジオアイソトープ、放射性同位元素	
	radioactive isotope	
RR	呼吸数	
	respiratory rate	
RV	右室	
	right ventricle	

RVH	腎血管性高血圧（症） renovascular hypertension
	右室肥大 right ventricular hypertrophy
SA block	洞房ブロック sinoatrial block
SAH	くも膜下出血 subarachnoid hemorrhage
SAM	収縮期前方運動 systolic anterior motion
SBE	亜急性細菌性心内膜炎 subacute bacterial endocarditis
SMI	無症候性心筋虚血 silent myocardial ischemia
SPECT	単一光子放出型コンピュータ断層撮影 single photon emission computed tomography
SSS	洞不全症候群 sick sinus syndrome
STEMI	ST上昇型心筋梗塞 ST-elevation myocardial infarction
SV	伏在静脈 saphenous vein
	1回拍出量 stroke volume
SVC	上大静脈 superior vena cava

略語

SVPC	上室(性)期外収縮	
	supraventricular premature contraction	
SVR	全身血管抵抗	
	systemic vascular resistance	
TA	三尖弁閉鎖(症)	
	tricuspid atresia	
TAA	胸部大動脈瘤	
	thoracic aortic aneurysm	
TAO	閉塞性血栓血管炎	
	thromboangitis obliterans (Buerger's disease)	
TdP	トルサード・ド・ポアント、倒錯(型)心室頻拍	
	torsades de pointes	
TEE	経食道心エコー検査	
	transesophageal echocardiography	
TG	中性脂肪(トリグリセリド)	
	triglyceride	
TGA	大血管転位症	
	transposition of the great arteries	
TIA	一過性脳虚血発作	
	transient ischemic attack	
TOF	ファロー四徴症	
	tetralogy of Fallot	
t-PA	組織プラスミノーゲン活性化因子	
	tissue plasminogen activator	
TR	三尖弁逆流(症)	
	tricuspid regurgitation	

TS	三尖弁狭窄（症）	
	tricuspid stenosis	
TV	1回換気量	
	tidal volume	
	三尖弁	
	tricuspid valve	
TVR	全血管抵抗	
	total vascular resistance	
UAP	不安定狭心症	
	unstable angina pectoris	
UCG	超音波心臓検査	
	ultrasonic cardiography	
UK	ウロキナーゼ	
	urokinase	
VAS	心室補助人工心臓	
	ventricular assist system	
Vf/VF	心室細動	
	ventricular fibrillation	
$\dot{V}O_2$	酸素摂取（量）	
	oxygen uptake	
VPC	心室性期外収縮	
	ventricular premature contraction	
VSA	血管攣縮性狭心症	
	vasospastic angina	
VSD	心室中隔欠損（症）	
	ventricular septal defect	

略語

VT	心室(性)頻拍
	ventricular tachycardia
WBC	白血球
	white blood cell
WPW (synd-rome)	WPW 症候群
	Wolff-Parkinson-White (syndrome)

薬剤索引

欧文

β遮断薬	59
ACE 阻害薬	73
ARB	75
Ca 拮抗薬	62
DPP-4 阻害薬	94
GLP-1 受容体作動薬	92
NOAC	82
PDE III阻害薬	55
SGLT2 阻害薬	95
SU 薬	91

あ

アーチスト	60
アイトロール	56
アイミクス	77
アカルディ	55
アカルボース	92
アクチバシン	83
アクトス	92
アジルサルタン	76
アジルバ	76
アスピリン	80
アスファネート	81
アセトヘキサミド	90
アゼルニジピン	64
アゾセミド	70
アダラート	62
アデール	55
アデカット	73
アテディオ	77
アテノロール	59
アテレック	63
アドレナリン	55
アトルバスタチン・OD	84
アトルバスタチンカルシウム水和物	84
アナグリプチン	94
アパプロ	76
アピキサバン	82
アビドラ	88
アブルウェイ	95
アベマイド	90
アマリール	92
アマルエット	85
アミオダロン塩酸塩	68
アムバロ	77
アムロジピン	64
アムロジピンベシル酸塩	64
アムロジン	64
アリクストラ	83
アリスキレンフマル酸塩	78
アルガトロバン	83
アルガトロバン水和物	83
アルセノール	59
アルダクトン A	71
アルテプラーゼ	83
アルマイラー	59
アログリプチン安息香酸塩	94
アロチノロール塩酸塩	61
アンカロン	68
アンプラーグ	81

い

イグザレルト	82
イコサペント酸エチル	87

119

イソコロナール R	56	エナラート	73
イソビット	57	エナラプリル・M	73
イソフェンインスリン水性懸濁注射液	88	エナラプリルマレイン酸塩	73
イソプレナリン塩酸塩	55	エノキサパリンナトリウム	83
一硝酸イソソルビド	56	エパキャップソフト	87
イニシンク	96	エパデール	87
イノバン	54	エパラ	87
イノレット 30R	89	エパロース	87
イプラグリフロジン L- プロリン	95	エフィエント	80
イミダプリル塩酸塩	74	エプレレノン	78
イルベサルタン	76	エホニジピン塩酸塩エタノール付加物	63
イルベタン	76	エリキュース	82
インスリン アスパルト	88	塩酸ドパミン	54
インスリン グラルギン	88	塩酸ペニジピン	63
インスリン グルリジン	88	エンパグリフロジン	95
インスリン注射液	88		
インスリン デグルデク	89	お	
インスリン デテミル	89	オイグルコン	90
インスリン リスプロ	89	オイテンシン	70
インダパミド	71	オドリック	75
インデラル	58	オノアクト	59
インヒベース	73	オパルモン	81
		オメガ-3 脂肪酸エチル	87
う		オリベス	67
ウェルビー	59	オルプリノン塩酸塩水和物	55
ウロキナーゼ	83	オルメサルタン	76
ウロナーゼ	83	オルメサルタン メドキソミル	76
		オルメテック	76
え		オングリザ	94
エースコール	74		
エカード	76	か	
エカテリシン	63	カコージン	54
エキセナチド	91	カサンミル	62
エクア	94	カデチア	76
エクメット	96	カデュエット	85
エゼチミブ	86	カナグリフロジン水和物	95
エックスフォージ	77	カナグル	95
エドキサバントシル酸塩酸塩水和物	82	カナリア	96

カプトプリル	73
カプトリル	73
カプトルナ	73
カムシア	78
カリアント	56
カルスロット	63
カルデナリン	79
カルブロック	64
カルベジロール	60
カルペリチド	70
カンデサルタン	75
カンデサルタン シレキセチル	75
カンレノ酸カリウム	71

き

キシロカイン	67
キナプリル塩酸塩	74

く

クシセミン	59
クバクロン	71
グラクティブ	93
クリアクター	83
グリクラジド	91
グリクロピラミド	91
グリコラン	91
グリベンクラミド	90
グリミクロン	91
グリメピリド	91
グルコバイ	92
グルトパ	83
グルファスト	93
グルベス	96
クレキサン	83
クレストール	85
クロピドグレル	80
クロピドグレル硫酸塩	80
クロルプロパミド	90

け

ケアロード	81

こ

コアテック	55
コアベータ	59
コートリズム	80
コディオ	77
コナン	74
コニール	63
コバシル	74
コルホルシンダロパート塩酸塩	55
コレスチミド	86
コレスチラン	86
コレバイン	86

さ

サキサグリプチン	94
ザクラス	77
ザファテック	94
サムスカ	72
サルポグレラート塩酸塩	81
サンリズム	67

し

ジアセラL	56
シグマート	57
ジゴキシン	54
ジゴシン	54
ジソピラミド	66
ジソピラミドリン酸塩	66
ジソピラン	66
シタグリプチンリン酸塩水和物	93
ジピリダモール	57
ジベトス	91
ジベトンS	91
シベノール	66

薬剤索引

シベンゾリンコハク酸塩	66
ジメリン	90
ジャディアンス	95
ジャヌビア	93
シュアポスト	93
硝酸イソソルビド	56, 57
シラザプリル	73
シラザプリル水和物	73
ジルチアゼム塩酸塩	65
シルニジピン	63
シロシナミン	80
シロスタゾール	80
シロスレット	80
シンバスタチン	84
シンビット	68
シンレスタール	87

す

スーグラ	95
スージャヌ	96
スイニー	94
スターシス	93
スタチン	84
スパシオール	73
スピロノラクトン	71
スロンノン	83

せ

セイブル	92
ゼストリル	74
ゼチーア	86
セパミット	62
セララ	78
セリース	73
セリプロロール塩酸塩	58
セレクトール	58
セロケン	59
ゼンアスピリン	80

そ

ソタコール	68
ソタロール塩酸塩	68
ソニアス	96
ソプレロール	56
ソルダクトン	71
ソルミラン	87

た

ダイアート	70
タイシロール	56
ダイタリック	70
ダオニール	90
タナドーパ	55
タナトリル	74
ダパグリフロジンプロピレングリコール水和物	95
ダビガトランエテキシラートメタンスルホン酸塩	82
ダルテパリン Na	83
ダルテパリンナトリウム	83
タンボコール	67

ち

チクロピジン塩酸塩	80
チバセン	74
中性インスリン注射液	89
チルミメール	67

つ・て

ツルドパミ	54
デアメリン S	90
ディオバン	75
デタントール	79
テナキシル	71
テネリグリプチン臭化水素酸塩水和物	94
テネリア	94
テノーミン	59
デベルザ	95

テモカプリル塩酸塩	74
デュラグルチド	90
デラプリル塩酸塩	73
テラロム	78
テルチア	77
テルミサルタン	75

と

ドカルパミン	55
ドキサゾシン	79
ドキサゾシンメシル酸塩	79
ドスベロピン	63
ドパミン（塩酸塩）	54
ドブタミン	55
ドブタミン塩酸塩	55
ドブトレックス	55
ドブポン	55
トホグリフロジン水和物	95
ドミニン	54
トライコア	86
トラセミド	70
トラゼンタ	94
トラディアンス	96
トランドラプリル	75
トリクロルメチアジド	71
トルバプタン	72
トルリシティ	90
トレシーバ	89
トレラグリプチンコハク酸塩	94

な

ナサチーム	87
ナテグリニド	93
ナトリックス	71

に

ニカルジピン塩酸塩	62
ニコランジル	57

ニトギス	81
ニトプロ	79
ニトラス	57
ニトレンジピン	63
ニトロール	56
ニトログリセリン	56
ニトロダーム TTS	56
ニトロプルシドナトリウム水和物	79
ニトロペン	56
ニフェカラント塩酸塩	68
ニフェジピン	62
ニフェランタン	62
ニューロタン	75
ニルジピン	63

ね・の

ネシーナ	94
ノイダブル	71
ノバスタン	83
ノボラピッド	88
ノボラピッド 30、50、70 ミックス	89
ノボリン 30R	89
ノボリン N	88
ノボリン R	88
ノルアドリナリン	55
ノルバスク	64

は

ハーフジゴキシン	54
バイアスピリン	80
バイエッタ	91
バイニロード	63
バイロテンシン	63
バソレーター	56
バソレーターテープ	56
バッサミン	81
バナルジン	80
バファリン配合錠 A81	81

薬剤索引

123

バミルコン	90
バルサルタン	75
バルヒディオ	77
ハンプ	70

ひ

ピオグリタゾン	92
ピオグリタゾン塩酸塩	92
ピクトーザ	90
ピソノテープ	59
ビソプロロール（フマル酸塩）	59
ピタバスタチンCa	85
ピタバスタチンカルシウム	85
ビデュリオン	90
ビモベンダン	55
ヒューマリン3/7	89
ヒューマリンN	88
ヒューマリンR	88
ヒューマログ	88
ヒューマログミックス25、50	89
ピルジカイニド塩酸塩（水和物）	67
ビルダグリプチン	94

ふ

ファスティック	93
ファモター	81
ファルプリル	73
フェノフィブラート	86
フォシーガ	95
フォンダパリヌクスナトリウム	83
ブナゾシン塩酸塩	79
ブホルミン塩酸塩	91
フラグミン	83
プラザキサ	80
プラスグレル塩酸塩	80
プラゾシン塩酸塩	79
プラバスタチンNa（塩）	84
プラバスタチンナトリウム（塩）	84

プラビックス	80
フランドル	56
フランドル　テープ	57
フルイトラン	71
フルバスタチン	84
フルバスタチンナトリウム	84
フレカイニド酢酸塩	67
プレタール	80
プレトモール	80
プレミネント	76
プレラン	75
フロセミド	70
プロタノールL	55
プロタミン硫酸塩	83
プロノン	67
プロパフェノン塩酸塩	67
プロブコール	87
プロプラノロール塩酸塩	58
プロプレス	75
プロレナール	81

へ

ベイスン	92
ベグリラート	92
ベザトールSR	85
ベザフィブラート、SR	85
ベザレックスSR	85
ベスタリットL	85
ベナゼプリル塩酸塩	74
ベニジピン塩酸塩	63
ベハイドRA	79
ヘパフラッシュ	82
ヘパリンNaロック	82
ヘパリンカルシウム	82
ヘパリンナトリウム	82
ベプリコール	68
ベプリジル塩酸塩水和物	68
ヘマレキート	65

ベラサス	81
ベラパミル塩酸塩	64
ベラプロストナトリウム	81
ペリンドプリル	74
ペリンドプリルエルブミン	74
ペルサンチン	57
ペルサンチン、-L	57
ペルジピン	62
ヘルベッサー	65
ヘルミルチン	58
ヘルラートL	62

ほ

ボグリボース	92
ボスミン	55
ホルダゾール	80
ホルミトール	64

ま

マイトジン	80
マニジピン塩酸塩	63

み

ミオコール	56
ミカムロ	78
ミカルディス	75
ミグリトール	92
ミコンビ	77
ミチグリニドカルシウム水和物	93
ミニトロ	56
ミニプレス	79
ミリステープ	56
ミリスロール	56
ミルリーラ	55
ミルリノン	55

め・も

メインテート	59

メキシチール	67
メキシレチン塩酸塩	67
メシル酸ドキサゾシン	79
メタクト	96
メチルジゴキシン	54
メディトランス	56
メトアナ	96
メトグルコ	91
メトプロロール酒石酸塩	59
メトホルミン塩酸塩・MT	91
メバトルテ	84
メバリリン	84
メバレクト	84
メバロチン	84
メルプラール	87
モンテプラーゼ	83

ゆ・よ

ユニシア	78
ヨウリダモール	57

ら

ライゾデグ	89
ラシックス	70
ラジレス	78
ラニラビッド	54
ラミアン	84
ランジオール塩酸塩	59
ランタス、XR	88
ランデル	63

り

リオベル	96
リキシセナチド	91
リキスミア	91
リクシアナ	82
リザルミン	83
リシノプリル	74

125

リシノプリル水和物	74
リスモダン	66
リスモダンP	66
リスモダンR	66
リドカイン	67
リドカイン注射液	67
リナグリプチン	94
リバーロキサバン	82
リバロ	85
リピディル	86
リピトール	84
リファタック	57
リポザート	84
リポバス	84
リマプロストアルファデクス	81
リラグルチド	90
リン酸塩ジソピラミド	66

る

ルセオグリフロジン水和物	95
ルセフィ	95
ルチアノン	65
ルプラック	70

れ

レザルタス	77
レニベース	73
レパグリニド	93
レベミル	89

ろ

ローコール	84
ロースゼット	85
ロサルタンK	75
ロサルタンカリウム	75
ロサルヒド	76
ロスバスタチンカルシウム	85
ロトリガ	87
ロプレソール	59
ロレルコ	87
ロンゲス	74

わ

ワーファリン	82
ワソラン	64
ワルファリンK	82
ワルファリンカリウム	82

Memo

Memo

Memo

Memo